繋

災害歯科保健医療対応への執念

著

佐藤　保
足立了平
田中　彰
斎藤政二
中久木康一
北原　稔

クインテッセンス出版株式会社　2016

Tokyo, Berlin, Chicago, London, Paris, Barcelona, Istanbul, Milano, São Paulo,
Moscow, Prague, Warsaw, Delhi, Bucharest, and Singapore

目 次

目　次

題字　菅原満梨奈さん（表）／日野汐香さん（裏）
協力　佐々木光之氏（宮城県本吉郡南三陸町）

※表紙の題字は、東日本大震災で被災されながら避難所の代表を務められた佐々木光之氏の「書道教室」の皆さんにご協力いただいた作品の中から選ばれたものです。

はじめに

日本は地震の巣である。自然の災害と地形とはいつでも関連がある。地震の巣と呼ばれる多発地帯など、地震学者を含めた災害にかかわる多くの専門家がその示唆を示してきた。地球規模での解析もあるとは思うものの、地域で暮らす者がその地域の災害リスクを十分に知っているだろうか。知っているとは何を意味するだろうか。知っていること、知らずにいたこと、これは東日本大震災を含めた大規模災害と直面した方々だけではない。

突然の土石流や、予期しなかった洪水被害、被害にあった方々が災害のリスクとみずから暮らしている地域の災害リスクを熟知しているだろうか。万一に対応できるだろうか。今一度、この問いかけをしたい。これは、震災はわれわれわれから何を奪い、震災からわれわれは何を得たのか、との問いかけでもある。

災害で失ったものの大きさが大きいほど、その経験を伝えることは、その場に居合わせた者として果たすべき役割は間違いなく大きい。そして、その役割としての発言は、さまざまな立場から発出されることが重要なのだ、と思う。この重要さを繋げよう、共有しよう、そのように思う。しかし、われわれの想像も想定も超える震災であった福島県の原発被害は、いまだ解決策も見えず今後も不明のままである。私たちは何ができるのか、何をすべきなのか、まだまだ将来が見えない。しかし、私たちはけっして忘れない。今起こっていることは何か、この記憶と自覚において、皆がそれぞれの立場で強い覚悟をもつべきである。

震災に対する備えとは、検証、計画、マニュアル、訓練、情報共有、伝承、震災対策の文化の醸成などを含め、より具体的な取り組みが必要であることは間違いない。これらのすべてにおいて、震災を忘れないという強い覚悟が必要ではないか、あらためて思う。

地震の経験、体験を生かすこと

日本は地震の多発地帯である。私が初めて地震が怖いと思ったのは、中学生の時であった。昭和43年5月16日、十勝沖地震（マグニチュード7・9、岩手県内の死者2人、負傷者4人、住家全壊2棟）である。数学の授業中であった。全国でも実施されていたと思うが、岩手県の中学校では多くの教訓から避難訓練を行っており、校舎の揺れに訓練では机の下に潜って、揺れが収まってきた頃に校外の決められた場所に出て、整列し点呼を行う、というものだった。しかし、揺れが大きくなるにつれ教師は校舎外に出るように指示し、私たち生徒は列を作って決められた場所に整然と移動した。机下の避難はともかくも規律正しい行動だった。点呼が済んで全員待避したことを確認し、中庭に整列しているわれわれに、教師は「訓練とは手順が違っていたかもしれないが、整然と待避できた」と総括した。その時に気がついた。私も隣にいた同級生も手に鉛筆を握っていたのであった。目が合って、鉛筆を持っている互いを互いに苦笑いしてしまった。直後に、もう一つの事実に気がついた。避難誘導を引率した数学教師の指には、先ほどまで黒板に書くために使用していた白いチョークがあった。

訓練は必要であり、重要である。同時に現実には、訓練マニュアルとは異なる「人間」があると思う。訓練マニュアルがあってのことでもある。

歯科保健・医療の立場で

災害医療の位置づけは、平成18年の医療法改正により、都道府県が作成する医療計画として4疾病5事業（がん、脳卒中、急性心筋梗塞及び糖尿病の四疾病並びに救急医療、災害時における医療、へき地の医療、周産期医療及び小児医療の五事業）に係る事項が追加され、各都道府県において災害医療体制の整備が行われた。これらの体制は、阪神・淡路大震災を契機とした検討やその結果を踏まえ、災害拠点病院の整備、広域災害・救急医療情報システムの整備、災害派遣医療チームの養成など、この3つを軸に進められてきた。

岩手・宮城内陸地震は、平成20年6月14日午前8時43分、岩手県内陸南部で発生したマグニチュード7・2の大地震。岩手県奥州市と宮城県栗原市において最大震度6強を観測し、両市を中心に被害が発生した。この地震により17人が死亡、6人が行方不明となり、負傷者は448人にのぼっている。一関市側の祭時《まつるべ》大橋の崩落をはじめ、斜面4カ所の大規模な崩壊により通行不能となり、陸上自衛隊に対しても災害派遣要請が出され、東北方面隊が派遣された。岩手県歯科医師会として初の地震災害対応であった。しかしながら、医療計画に基づく対応とはいえず、避難所を含めた市町村支援の対応を行った。医療計画自体に歯科の役割がなかったことも、この経験から得たものであった。

東日本大震災においては、広範囲にわたる被害により、ライフラインの途絶や燃料の不足、医薬品等の物資の供給不足などで診療機能に影響が出た医療機関もあった。また、数か月単位での医療や介護等の支援が必要となったが、派遣調整等の体制が十分ではないなどの課題が認識された。少なくとも、この大震災以前に想定されていたいずれの想定も超えることは間違いなく、計画の遂行よりも対応力そのものを問われることになったともいえる。

今後の対応として、国では平成23年7月13日「第1回災害医療等のあり方に関する検討会」を開催し、東日本大震災で認識された災害医療等のあり方に係る課題についての検討を計4回行い、平成23年10月31日にこの取りまとめを公表した。しかし、あらためて思うが、この公表が5年経った今、浸透しているとは思えない。医療計画とは、保健・医療に携わる者にとって重要であり、歯科医師会という組織にとっても地域における政策の根幹をなすと考えられる。その計画に盛り込まれた視点、震災の直後も、中長期においても、歯科・口腔、食支援、介護支援など、地域にとって、地域で生活する方々にとって、生活そのものを維持・支えるのに必要な視点を「災害医療」という政策に盛り込まれる画期的な方向について、今一度、皆が「大事である」との声を合わせる必要性を感じている。

先人の警鐘「てんでんこ」

私の住む岩手県の長い海岸線は、青森・岩手・宮城と続くリアス式海岸である。この海岸は湾口の幅が広く、湾頭（湾の奥）に行くにしたがって幅が狭く、水深も浅くなるため、津波が押し寄せると漁村や都市、港がある湾頭に向かって波のエネルギーが集中するという特徴がある。このため三陸海岸は、これまで幾多の津波被害を受けてきた。

明治29年三陸沖地震津波　明治29（1896）年6月15日午後7時32分、釜石東方沖を震源地とするマグニチュード7・6の地震が発生。津波によって死者1万8158人、流出倒壊家屋6882戸などの大被害が発生した。中でも釜石地区の被害がひどく、人口約6500人の釜石町（当時）で死者4000人以上、流出全壊家屋は約900戸（当時の全戸数は約1100戸）という甚大な被害を受けた。また吉浜（大船渡市三陸町）では最大波高24・4mを記録している。一部の記録では釜石の綾里では38mを超したとの記録もある。

昭和8年三陸沖地震津波　昭和8（1933）年3月3日午前2時31分、釜石東方沖を震源地とするマグニチュード8・3の地震が発生、宮古では震度5を記録した。津波は明治29年に次ぐ大きな被害をもたらし、死者1408人、行方不明者1263人、流出倒壊家屋5435戸。中でも田老村（当時）では500戸あまりの全戸数のうち高台の10数戸を残しただけで、死者・行方不明者も1000人あまりの大災害となった。

チリ地震津波　昭和35（1960）年5月23日午前4時11分（日本時間）、南米・チリ中部沿岸に大地震が発生し、地球の裏側からおよそ22時間30分から23時間かけて太平洋を横断した津波が日本の太平洋沿岸を襲った。最大波は翌24日の午前5時から8時に発生、野田湾や広田湾では6m以上に達した。県内の死者は55人、行方不明者6人、流出家屋は472戸、全半壊は1511戸、床上・床下浸水は4653戸に達した。

平成28年1月1日、岩手日報（東根千万億社長）の第一面に「『てんでんこ、未来へ』、三陸の教えに魂を」と題する記事が掲載された。「てんでんこ」とは岩手の方言で、「各自」「めいめい」の意味である。「津波てんでんこ」とは「津波の際には、人にかまわずてんでんばらばらで良いから、まず逃げろ」という教えとして、1896年の明治三陸大津波の頃から、岩手県三陸地方に伝えられてきた。その一部を岩手日報社の許可を得て左記に紹介する。
【「ともかく上へ上へ逃げよ。てんでんこで逃げよ。自分を助けよ。」津波てんでんこ、津波の常襲地帯と呼ばれる三陸で生まれたこの言葉は、震災から5年を迎えようとする今、特別の響きを持って、われわれに重い教訓を訴え掛けてくる。岩手県三陸地方の釜石では「釜石の奇跡（出来事）」の舞台として注目を集めた。地域の児童生徒は素早い判断で避難を開始し、津波の状況に的確に対応しながら高台を目指した。その行動は「てんでんこ」の象徴として、全国から称賛を浴びた。一方、岩手県内では、津波で大切な家族を失った多くの家族が今も、深い葛藤を抱いている。

生き残ったがゆえに苦しみ、悩む遺族。「てんでんこ」が、少しでもそういう人たちに救いを与える言葉にならないだろうか。震災後は到底受け入られなかった言葉。だが、少しずつ大切さも分かるようになった。「てんでんこ」の意味を、足元で議論できる時期になってきたのかもしれない。多くの人が誰かを助けに行き、迎えにいくなどして犠牲となった。でも「てんでんこ」は「自分だけが助かればいい」という身勝手な教えではないはず。そのことを最も感じ、本当の意味を理解したのは遺族なのだろう。

２０１１年3月11日からまもなく5年。深い悲しみを受けた人々は、震災、自分自身と向き合いながら、犠牲者の「死」の理由を問い続けてきた。そして今、一人一人の言葉で「てんでんこ」の意味を語り始めている。

言葉は生き物だ。もはやかつての「冷酷」「非情」な言い伝えではない。「自分の命は自分で守る」という原則から、他人にも避難を促す教えなど、重層的な意味へと深化している。

この教えを生んだ三陸に暮らし、震災で大きな犠牲を払ったわれわれだからこそ伝える使命がある。言葉の意味を再構築しながら、避難しやすい環境整備や教育面で模索を続ける地域の姿を通じて、未来につながる新しい「てんでんこ」を世界に発信したい。二度とこれだけの命を犠牲にしないために。】

具体性ならびに普遍性において、「地元」というものは、立ち位置が難しいのかもしれない。ただ、あえてこの記事を紹介するのは、だれもが一人で助かりたいと思ってはいない。だれかを助けたいと思っているからだ。命を繋げた者は命を繋げることの大事さをもちろん知っている。大事な人を失った者は、亡くしたことの辛さとともに、亡くしたことでの自分の辛さを有している。しかし、自分のことを伝えるには、あまりにも辛すぎる。これらが集約されていると思うからである。

一般社団法人 岩手県歯科医師会会長　佐藤　保

第1章 「怨念」見殺しにしてしまった

足立了平（神戸常盤大学短期大学部口腔保健学科）

1・17から10・24そして3・11へ

私たちは、「1・17」「3・11」を迎えるたびに、懺悔からの誓いを新たにする必要がある。平成28年3月11日、東日本大震災から丸5年。私は「3・11」を迎えるたびに悔恨の念を込めて誓う。「どんな災害であっても、せっかく生き延びた命を無駄に亡くしてはいけない。被災者の命を守る努力は災害にかかわる者の最大の使命だ」と。この「怨念」ともいうべき思いの根源である阪神・淡路大震災の苦い経験は、21年経った今も心の底に幾重もの澱《おり》となってくすぶっている。

1月17日の神戸の朝は、ローソクの明かりと鎮魂の黙とうで始まる（図1）。あれから22回目の冬となる今年の「1・17」は寒中穏やかに明けた。平成7年1月17日午前5時46分に淡路島北部を震源とするマグニチュード7・2の兵庫県南部地震は、深さ12 kmの浅い地点からの揺れのため、観測史上初めての最大震度7を記録した。この地震による死者6434人という未曽有の被害は、わが国の近代史において戦争を除いて最大の被害とされ「阪神・淡路大震災」と命名された。

災害は突然に、そして人間の弱いところを見透かしたように襲いくる。海の真ん中で海底火山が爆発しても災害とはいわない。そこで漁をしながら暮らす人々の生活に影響が出て初

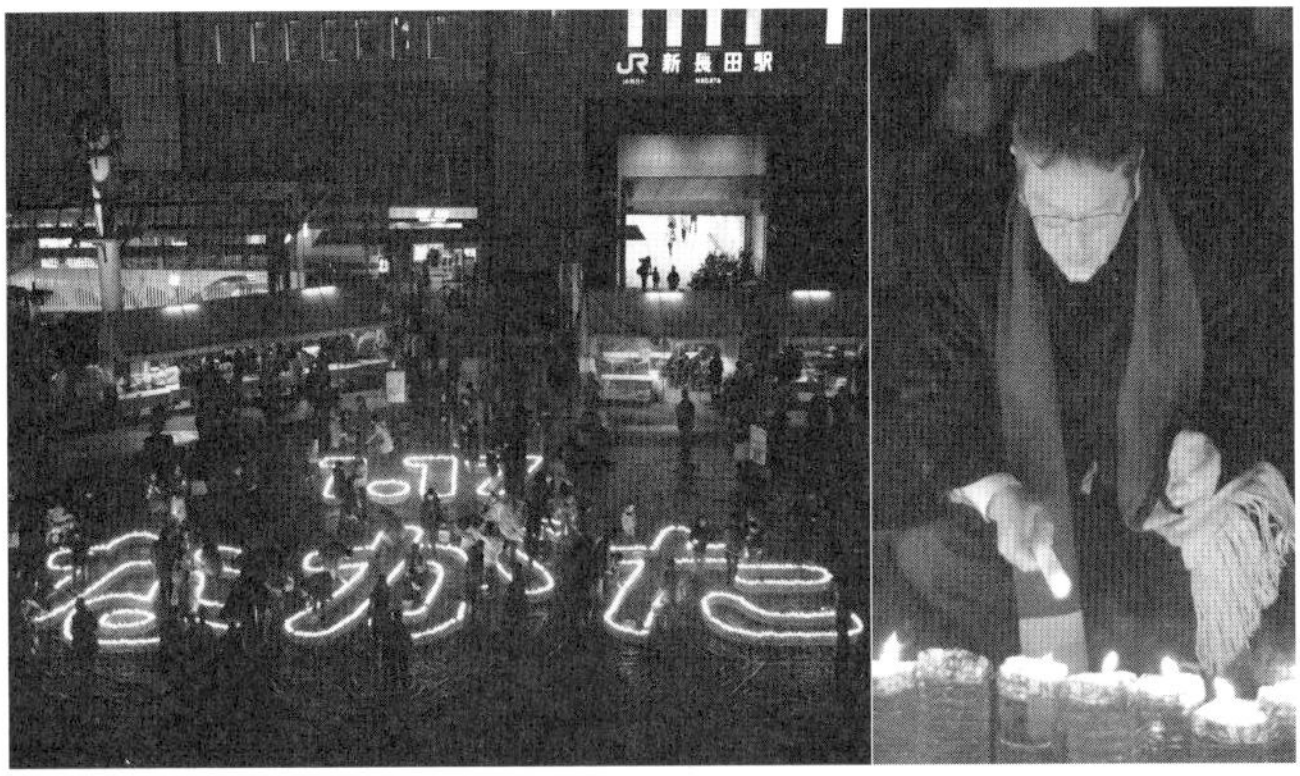

図1　1.17KOBEに灯りをinながた：神戸市内では毎年1月17日には鎮魂の催しが各区で開催される。

めて災害と呼ばれるようになる。人間の命や社会に多大な影響を与えるのが災害なのだ。災害の規模が大きくなるにしたがい、安全装置を含む社会システムの崩壊と同時に倫理性をも崩壊させる。午前5時46分、暗闇の中で突然始まった地表の振動は、ほんの30秒ほどの時間ではあったが、人間がかぶっていた皮をはぎ取り、その人の本質を露出させた。むき出しになったコアな部分の多くは、海外メディアが称賛する寄り添う慈しみや分け合う優しさであったが、一方でエゴイズムや異なるものを排除しようとする醜さもけっして少なくはなかった。私自身の中にも同居するそのようなコアな部分を時系列で追いかけてみようと思う。

神戸市立西市民病院と長田区

「名前は日本名でええのん？　オモニ、本名と両方書いてくれって！」

神戸市立西市民病院（現・神戸市医療センター西市民病院、以下、西市民病院）では、このような会話が日常的に飛び交う。この病院は、外国人とくに朝鮮、ベトナムといった東アジアからやってきた人々が多く住む下町、長田区に建つ。私が、昭和56年から7年間勤務した当時「東洋一の病院」とうたわれた神戸市立中央市民病院（現・神戸市立医療センター中央市民病院、以下、中央市民病院）を出て、この西市民病院に異動したのは昭和から平成に元号が変わったばかりの平成元年6月のことである。神戸市長田区は、大阪の西成区や生野区と並んで関西圏の中でもっともディープな部類に入る街だ。人口13万人（震災前）に比した生活保護率、C型肝炎罹患率などは軒並み日本トップクラスを誇る。

西市民病院は、３８０床の神戸市市街地西部の中核病院であった。この病院の歯科は、前身の長田市民病院が大正13年に設立された当初から、内科、外科、整形外科とともに設置され、90年以上続く由緒正しい診療科である。病院と同い年生まれの大阪博章歯科部長は、温厚で酒と競馬好きの好々爺であったが、私が赴任した翌年に定年を迎え退職された。私は36歳で西市民病院の歯科部長代行となった。

私が中央市民病院からの移動を願い出た理由は、３次医療や先端医療に興味がないだけでなく、もっと市民との近い距離や直接的な対話によって、健康維持・改善に寄与する歯科医療を展開したかったからである。医局は当時、岡山大学から派遣された医師が多くアットホームであり、私は温かく迎えていただきスムーズに溶け込むことができた。長田区歯科医師会も非常に協力的で紹介患者は急激に増加していった。しかし、患者は一筋縄ではいかない人も多かった。外来では、待ち時間が我慢できない人や治療方針に納得いかない方々に何度も怒鳴られ、ドアガラスを割られたり電話機を投げつけられたりもした。病棟でも強制退院させられるような素行の患者が少なからずおり、中央市民病院との患者層の違いに戸惑うこともあったが、私自身はそれらに真剣に対応しながらも、降りかかる火の粉を結構楽しんでいたように思う。

長田神社商店街の賑わいや六間道の活気――。新長田駅南側に広がる靴工場の一角には看板娘のいる喫茶店がある。平成の世になっても残る昭和の匂いは、あの日を境に長田区から消えた。

1・17兵庫県南部地震発生――情報からの隔絶

月曜日ながら成人の日の振替休日であった平成7年1月16日の夜は、妙に赤い大きな月が近畿各地で見られたという。

明けて1月17日未明、正確には午前5時46分、ゴーという地響きのような短い前兆音を夢うつつの私に聞かせた瞬間、そいつは突然に襲ってきた。過去に経験したゆらゆら揺れるような地震ではない。明らかに上下に揺さぶられる、たとえるならばカクテルを作るバーテンダーが振るシェイカーの中の氷のように、体が浮き上がるほどの振動で振り回され続けた。実際には15秒から20秒程度のそう長い時間ではなかったのだろうが、その何倍もの時間に感じたと後に多くの人が語っている。

空が白み始めるまでの1時間ほどの間、ガタガタ揺れ続ける余震に耐えながら家族は布団の上を離れることができなかった。取り乱すことはなかったが、巨大な地震であることを理解するには結構な時間を要したと思う。だれかが拡声器で「ガスの元栓を閉めましょう」と、あとから考えると非常に重要なコメントをふれまわっていたが、放心状態の耳には切実なものとして届くことはなかった。午前7時前になり、ようやく寝室から出て隣の書斎をうかがうと、両側の壁に立てかけた書棚が倒れ崩落した大量の本の隙間に、つい数時間前まで使用していたパソコンの画面が悲しげに顔をのぞかせていた。１階に降りるとダイニングルームはさらに悲惨な状況になっていた。棚からはあらゆる食器が飛び出して壊れ、陶器やガラスの破片で足の踏み場もない。蛇口をひねると、水は一瞬流れ出てすぐに枯渇した。もちろんテレビはつかない。ラジオや懐中電灯といった災害備品など、地震に無縁な土地柄を自慢する神戸市民の典型例であるわが家にはあろうはずもなく、それどころか情報から一切隔絶された状況におかれていることにすら気づかないまま、玄関先の階段にただ呆然と座り込んでいた。片づけるなどという意識は端からなく、かろうじて建ってはいたが、揺れるたびにキシキシと音を上げるこの家を早く離れることが安全の確保につながることだけは理解できた。自宅は、三宮と神戸駅の中間にある阪急花隈駅近くの路地の奥にあった。戦禍を免れた築50年以上の古い家屋が20軒ほど建ち並ぶ狭い路地は、比較的新しい３軒を残してすべて倒壊した家の瓦礫で埋もれ、車どころか人の通行さえままならない荒地と化していた。形を残したまま倒れた隣家の分厚い石塀の下に、もしかして新聞配達の兄ちゃんが下敷きになっているのではないかという思いが一瞬頭をよぎった。

その後の行動は自分でも驚くほどの迅速さであった。近所の人たちと瓦礫を取り除き人が歩ける道を作り、かたや倒壊した家屋から埋もれた人を引きずり出す作業に追われた。その間にだれかのラジオから、阪神高速倒壊の記事が読み上げられたが、興味を示すものはだれもおらず、私たちはただ黙々と作業をこなしていた。自宅には住めないので、義理の両親宅にとりあえず避難した後、自転車で気になっていた友人の安否確認に出かけた。長田区に老母と2人で住んでいた友人宅は跡形もなく崩れ落ち、呼べど一切の応えなく不安だけがつのる。近くの蓮池小学校が避難所になっていた。頭から毛布をかぶった避難者でごった返す教室を一つひとつ廻り、怒声や泣き声に消されないように大声で名前を呼ぶ。ようやく2階の隅の教室に青い顔の彼を見つけてお互いの無事を喜んだ時、初めて足の力が抜けてその場にへたり込んだことを覚えている。

他人の家で長く暮らすことは容易ではないが、結局、3か月間の避難生活ののちに亀裂が入ったままの自宅に戻ったのは電気、ガス、水道が復旧した4月初旬であった。

西市民病院の被災――病院崩壊、47人が生き埋めに

私は当初、きわめて局地的な揺れだと思い込んでいた。わが家の周囲だけがこんなにひどい状況なのであろうと思い込んでいたので、長田区にある西市民病院はおそらく無事だろう、普段通り診療が始まっているのだろうと考えていた。8時前には守衛に電話を入れた。電話が通じたことも被害が自宅周辺に限局したものであると思い込ませた原因の一つである。「わ

かりました。そろそろ患者さんも来ていますので手が空き次第来てください」という緊張感のない守衛の声に安堵を覚えたほどだった。その時点では、わが愛する病院でとんでもないことが起こっていることなど気づく由もなかった。

西市民病院は昭和28年の竣工からすでに40年以上が経過していた。さらに6、7階は昭和40年代に増築された経歴をもつ。老朽化した病院の建て替えが議会で取りざたされたが、工費や今後の西市民病院の役割などいくつかの指標を基にした費用対効果の検討の結果、ほとんどの病院職員が望んでいた移転新築ではなく、診療を続けながらの内部新装工事で対応する案が採用された。移転案は、高速長田駅の西隣りに長田区役所と接して新築するもので、高速長田駅とは地下道で結ばれるという、患者、職員双方にとって垂涎の案であったが、夢のまた夢に終わってしまった。このような経緯で、4年にわたる診療を続けながらの内装工事が年末にようやく終了したばかりの年明けの大地震による洗礼である。

西市民病院本館は倒壊を免れたものの、5階がクラッシュして全壊となった(図2)。地震発生後、守衛が各病棟に連絡を入れたが5階西病棟だけが返事がなく、階段を上って確認に行くと、東からに西に向かって5階の天井が垂れ下がり、廊下との隙間がほとんどなくなっていたため、すぐに119番通報するも自力での救出を指示されたという。その後、別の職員が通りかかると中から声がすることに気づき、救出が始まった。5階西病棟の入院患者45

人と看護師2人の計47人が生き埋めになっていたが、レスキュー隊の到着により46人が軽傷で助け出されるという奇跡的な救出劇が未明まで繰り広げられた。ベッドの両端の柵で5階天井が止まり、床との間位にできた1mほどの隙間に放り出された患者と看護師は、お互いを励まし合いながら救出を待っていたのだ。不幸にも廊下を歩いていた1人の患者は死亡が確認された。他の病棟の入院患者もすべて倒壊を免れた新館（北館）に集められ、翌日にはすべて西神戸医療センターなど被災地外の病院に転院した。

一方で、新館1階にある救急外来では運び込まれる患者の対応に追われていた。当日だけで600人以上の外傷患者が受診し、ついには麻酔薬が底をつき、無麻酔で縫合処置が行われた。また、68人の心肺停止患者が戸板や畳に乗せられて搬送されてきたが、結局は1人も救命することはできなかった。当時、トリアージという言葉は一般的に普及していたわけではないが、当直医であった外科医長の山本 満先生（現・西市民病院院長）は陣頭指揮を執りながら、重症、軽傷患者を分けて心肺停止患者との差別化を図って指示を出されていたという。外科医とは自然にトリアージという感覚を身に付けているのだと後になって感銘を受けたものである。遺体は外来の椅子やソファーだけでは足らず歯科のチェア上にも仮安置され、夜遅くまでかけて疲れ果てた職員の手で遺体安置所に指定された新湊川沿いの旧保健所まで運ばれた。

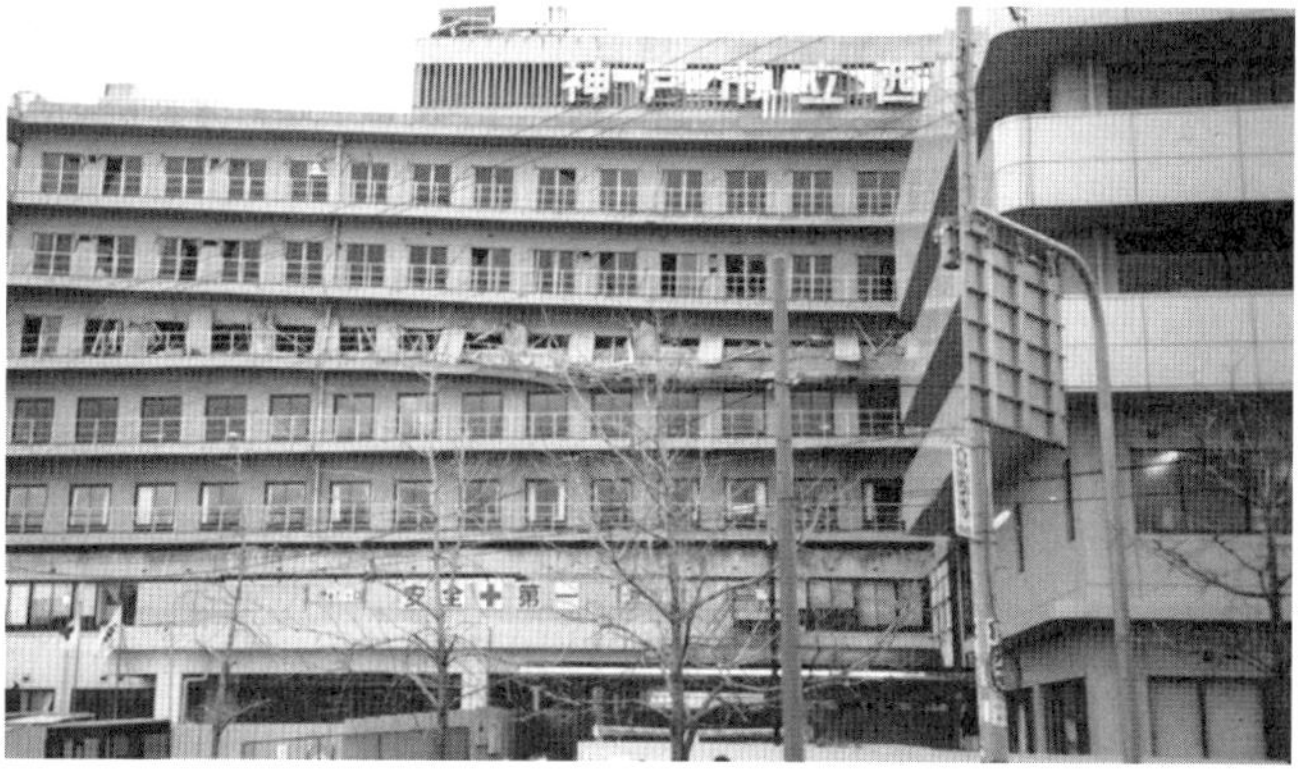

図2 5階西部分がクラッシュした神戸市立西市民病院。右端が新館(北館)。

あの時、移転新築案が採用されて新病院が駅そばにそびえていれば病院は壊れずに済み、被災地のど真ん中に位置する西市民病院は救命救急だけでなく、その後の長期にわたる市民への保健医療の中心として大きく寄与できたと悔やまれる。運命とはいかに無情なものか。

うわさでは、中央市民病院の新築移転が思いのほか経費がかかり、議会で問題になったことから、西市民に同じ轍は踏ませられないのだという話も聞いた。また、平成6年に開院した西神戸医療センターが震災の影響を受けず、その後の経営状況が順調であることから、神戸市には中央市民病院との2枚看板があれば充分という雰囲気が市の幹部にあり、西市民病院は存続の危機さえあるという話もまことしやかに流れていた。だが、西市民病院の建て増し階部分のクラッシュと震度7に耐えられなかった新装工事の責任は、だれ1人として取らないまま今日まで経過している。

被災直後から歯科診療再開

平成3、4年頃から始まった病院の内部新装工事は、診療を休むことなく延々と続いていたが、歯科外来の工事を最後に平成6年のクリスマス頃になってようやく完了の声を聞くことになった。新装されたピカピカの外来に据え付けられた最新のチェアユニット4台が年始からの診療を待ち望んでいた。年が明けた平成7年は、1月4日から外来診療がスタートした。さすがに新しい機器は使い勝手が良く、スタッフも患者とともに狭いながらも楽しいわが家を満喫する日々を送り始めたばかりであったが、地震発生の1月17日までに外来を使用した日数は祝祭日を除くと、たったの8日間だけであった。

地震発生の翌日18日から新館1階の救急外来を利用して各科の診療が始まった。しかし、13科の一斉診療は不可能なため、緊急性を要する科や需要の多い科を中心に診療を開始した。歯科は診療機器が大掛かりでスペースがないため、窮屈な救急外来の診療には参加できない。口内炎の投薬などはできたが、この時期に歯科治療の空白時期をつくることは許されないという思いが強く、正面玄関脇の総合受付の前に何とかスペースを確保した。玄関のドアが開くたびに寒風が入り込む急ごしらえの診療場ではあったが、立ち入り禁止のテープをくぐり、崩れかけた新館２階の歯科外来から病棟往診用の切削ユニットや歯科材料など人力で運べるものはできるだけ取り出して、ストレッチャーをチェア代わりにして診療を開始した。電源は確保できたため当初はマイクロモーターを使用していたが、その後、歯科業者が設置してくれた園芸用散水ポンプを利用した簡易コンプレッサーによってタービンも使用可能になり、通常と変わらない歯科診療が可能になった。

数日後には、地震発生前に書いてもらった親知らずの抜歯依頼の紹介状を持った患者が受診した。おそらく激甚被災地でもっとも早く歯科治療を開始し、もっとも早く骨に埋まった親知らず（下顎埋伏智歯）の抜歯を施術した一人であろうと自負している。

長田区の医療支援——理想と現実の乖離

長田区には１月17日の夜に、ＡＭＤＡ（アジア医師連絡協議会）が到着した。ＡＭＤＡは国境を超えて災害時の医療支援を行う先鋭的な医療者の団体である。拠点である岡山からは比較的交通の便が良く、すばやく入りこむことができたのだろう。翌日には日本赤十字社のグループが入り、避難所に救護所を設置した。被災地の真ん中にいるとかえって情報が伝わらないものであるが、市街地のど真ん中で被災した総合病院にいると、長田区の医療事情は手に取るようにわかる。行政の拠点である長田区役所にも近く、毎朝の合同会議に顔を出していると、少しずつ医療支援の輪が広がりつつあることを実感できた。自然災害では初日の外傷患者は多いが、日が経つにつれ減少していく。そのスピードは速い。3日目にはすでに内科疾患の数と逆転しており、以後、高齢者の疾病が増加する。この時点で提供されなければならないのは、公衆衛生的な視点からの医療支援である。私はほぼ毎日、区役所の合同会議に出席していたが、ある時派遣されてきた外科系の医師の1人が目の前でキレた。「自分のやることがないじゃないか！」戦場のように外傷患者がそこらじゅうにあふれているとでも予想していたのだろうか。外科医としての技が発揮できないというのだ。保健師の1人が、「では先生、一緒に避難所を回って保健指導をしてください」といったとたん、「それは俺の仕事じゃない！」と言い放ち部屋を出ていった。私は開いた口がふさがらなかった。

西市民病院では医師の負担軽減のため、歯科医師も当直のローテーションに組み込まれた。もう時効だろうが、医療法違反と指摘されてもしかたがないような行為も行っていたかもしれない。数人が寝られるようにマットを敷き詰めた医師用の部屋は広くて快適だった。時々、ナースと宴会をしながら避難所の話を聞いたり、病院の将来のことを話したりと、不安な中にもそれなりに楽しい日々でもあった。

結局、西市民病院は全壊のため取り壊しが決定し、２月28日をもって救急外来での第一次仮設診療を終了した。３月１日からは、長田区役所の７階フロアを間借りして第二次仮設診療が始まったが、整形外科、皮膚科、歯科はその中には含まれていなかった。歯科の場合はチェアユニットの設置が不可能なため外れたと聞いたが、他の科はどのような理由によるものだったかわからない。とにかく３月中は神戸市の障害者歯科診療所への出務と避難所巡りに徹した。避難所では徹底的に被災者の話を聞き、根拠のある説明と診療可能な診療所へ繋ぐことで不安の解消と安心感の確保に時間を費やした。たくさんの自分の担当患者にお会いして、お互いの無事を喜んだりもした。一方、仮設住宅の抽選に当たった人が増えてくると、残った者たちは気が荒くなる。地震による直接的な顎骨骨折は知る限りわずか１人だけであったが、避難所での喧嘩による骨折は何人か経験した。

神戸市歯科医師会の災害対策――恩師・田中義弘先生との再会

発災直後に西市民病院で経験した口腔内環境の悪さを私は忘れないだろう。病院の隣には３０００人規模の避難者が暮らす御蔵小学校があった。当初、そこから毎日のように口内炎の患者が受診した。重症の粘膜炎も多く、それらはすべて西神戸医療センターに紹介して入院させた。ストレス性の口内炎がこんなにも重症化するのかとの驚いたものだ。避難所の環境は過酷で、食べ物もろくにないので体力が低下しているのだろうと漠然と考えていた。もう1つ気になることがあった。医科の迅速な介入によって救護所の設置はかなりの数にのぼっていたが、歯科の救護所はまったくないことであった。口内炎や粘膜炎で食事ができない高齢者も多いだろうと考え、そのことを文章にして歯科救護所の設置が急務であることを中央市民病院歯科口腔外科部長の田中義弘先生にＦＡＸで送った。1月20日頃のことだったと思う。その数日後に、田中先生と副医長の河合峰雄先生が自転車で陣中見舞いに来てくれた。勇敢にも連結部分が外れて隙間のできたハーバーハイウェイ（高架橋）を走ってポートアイランドから長田まで来たという。

必然的に、神戸市における歯科医療支援の話が始まった。歯科医師会は、兵庫県も神戸市も災害対策本部を立ち上げたものの混乱をきたしているらしいが、日本歯科医師会から全国の診療可能な健診バスが兵庫県に10台来るらしいこと、そのうち7台が神戸市に設置されるようだということを聞いた。効果的な配置や診療にあたる人員の確保をどうするのかなど考え出すときりがないため、歯科医師会に向かった。県の歯科医師会は神戸市だけでなく県下全域を仕切るため、西は尼崎市、伊丹市から東は明石市までの広い範囲の司令塔として存在し、実際の支援活動は各地方会に任されることになっていた。私たちは、神戸市歯科医師会に向かった。出務されていた役員との協議の結果、神戸市歯科医師会の災害対策本部は、会長の西條 晃先生を本部長に、田中先生と理事の野村慶馬先生が副本部長を務めることになり、私がサポートにすることに決まった。兵庫県歯科医師会は、兵庫県病院歯科医会がサポートし、被災者からの問い合わせや病院間の連携状況の把握などに対応することになった。病院の歯科医師が災害時の統括本部や診療を担うことは効率が良い。まず、サラリーのため経済的な心配がない、災害時には患者数は減少する、大学病院には若い歯科医師が多数いることなどから、マンパワーとして確保しやすいことが挙げられる。私は当時、病院歯科医会の事務局長を担当していたこともあり、県・市両方の仕事のため急に忙しくなった。

以後、午前中は病院での仮設診療、午後は神戸市歯科医師会で田中先生と被災者支援に関する作戦会議に参加することになり、その合間には病院歯科医会や大学への状況報告を行うという日々が続いた。良いことといえば、毎日のように避難先～西市民病院～歯科医師会の間を乗り回したおかげで自転車のパンク修理が得意になったことくらいだろうか。

しかし、田中先生の阪神・淡路大震災での昼夜を分かたない獅子奮迅の働きは、その後の彼の健康を奪い去ることになる。平成26年10月1日に69歳の若さで逝去されたが、田中先生との30年間の熱い付き合いは、私の一生の宝である。

仮設診療と巡回診療で顕在化したニーズ

阪神・淡路大震災は、「ボランティア元年」と呼ばれたことで有名である。歯科医師のボランティアも当初から多くの申し込みが歯科医師会にあった。しかし、受け入れてもどこに配置するか、どれくらいの期間が見込めるのか、何よりもどこに宿泊するのか、実際に来られるのかなど、受け手側、ボランティア双方の問題から、遠方の方には当分活動をお断りして、後日連絡するまで待っていただく方向で対応することになった。日帰りや宿泊も含めた自己完結型の猛者に関しては、把握することが困難であり自由に避難所に出入りしていただくことにした。ただし、把握できている団体や個人については統一カルテを渡し、後で集計ができるようにした。

2月中旬、社会党のD国会議員の選挙人の一人が、避難所で歯が痛くなり救護所に駆け込んだところ、歯科はないといわれ、D議員にねじ込んだことから、Dさんが神戸市に対して歯科救急医療の必要性を呼びかけ、その鶴の一声で近隣4大学（大阪、大阪歯科、岡山、徳島）の歯科大学・歯学部と市民病院の5チームによる巡回診療が実現した。

一方、3月になっても避難所は解消せず、被災者の心理状態から歯科受診できない方もいたため、待たせていた遠方のボランティア希望の方々に来ていただき、最後のローラー作戦を実施した。宿泊所は神戸市にお願いして、神戸外国語大学の体育館を利用させていただいた。病院歯科のスタッフをナビゲーションにして、数人のチームでまだ歯科の手の届いていない小さな避難所を中心に、2月下旬から3月いっぱいまでの毎週土日に巡回した。歯肉の腫れた方が多かったが、中には放置されていた顎の骨髄炎や義歯が当たって痛いため食事ができない方々が掘り起こされ、潜在的なニーズはなくならないことを思い知らされた。

平成7年3月末までに神戸市内では、健診バスによる診療や救護所内の仮設歯科診療所などの定点診療と、大学やボランティア歯科医師による巡回診療による支援が実施され、延べ4269人の被災者に歯科医療を提供した（図3）。この時、基本的には定点診療に病院勤務医を含む地元歯科医師を充当し、巡回診療に外部からのボランティア歯科医師に担当していただいた。しかし、診療再開に向けて奔走する地元の開業歯科医の先生方に負担を負わせることは、かえって地域の医療復興を遅らせることになる。また、避難所の方々には、見知らぬ歯科医師よりも良く知った顔のかかりつけ歯科医に訪問してもらったほうが心強かったかもしれない。ボランティアのマンパワーが一定期間継続して確保できることが条件にはなるのだが。

口腔ケアと肺炎――衝撃を与えた米山論文

平成7年4月1日付で私は古巣の中央市民病院に異動になった。8年ぶりに戻ったこの最先端の病院は、私にとってやはり居心地の良い場所ではなかった。この年、兵庫県病院歯科医会では、『阪神・淡路大震災と歯科医療』と題した本を刊行する予定であり、それに先立ってシンポジウムを開催した。その中で、当時、中央市民病院呼吸器内科部長であった石原享介先生（前・西市民病院院長）に基調講演をお願いした。彼は災害時肺炎に関して、「震災時に肺炎に罹患した者の平均年齢は前年同時期の平均よりも高く、肺炎で死亡した者の年齢は低かった」というデータを示してくれた。つまり、平時よりも多くの高齢者が肺炎に罹患したが、亡くなったのは普段よりもむしろ若い年齢の人だったというのである。若い人で少なく高齢者に多く罹患したのは、過酷な避難所で体力が低下した免疫力の低い高齢者にしわよせがきたのだろう。また、肺炎死亡者の平均年齢が低下したのは、平時では死なないような若い年齢層でも体力が低下すると死んでいったということだった。この時、「肺炎での怖い病気なんだな」と感じ入った程度の興味だった。

1999年、『Lancet』という著名な海外の科学雑誌に、日本人の歯科医師・米山武義先生（静岡県開業）が、「Oral care and pneumonia」と題した短い論文を発表された。これは

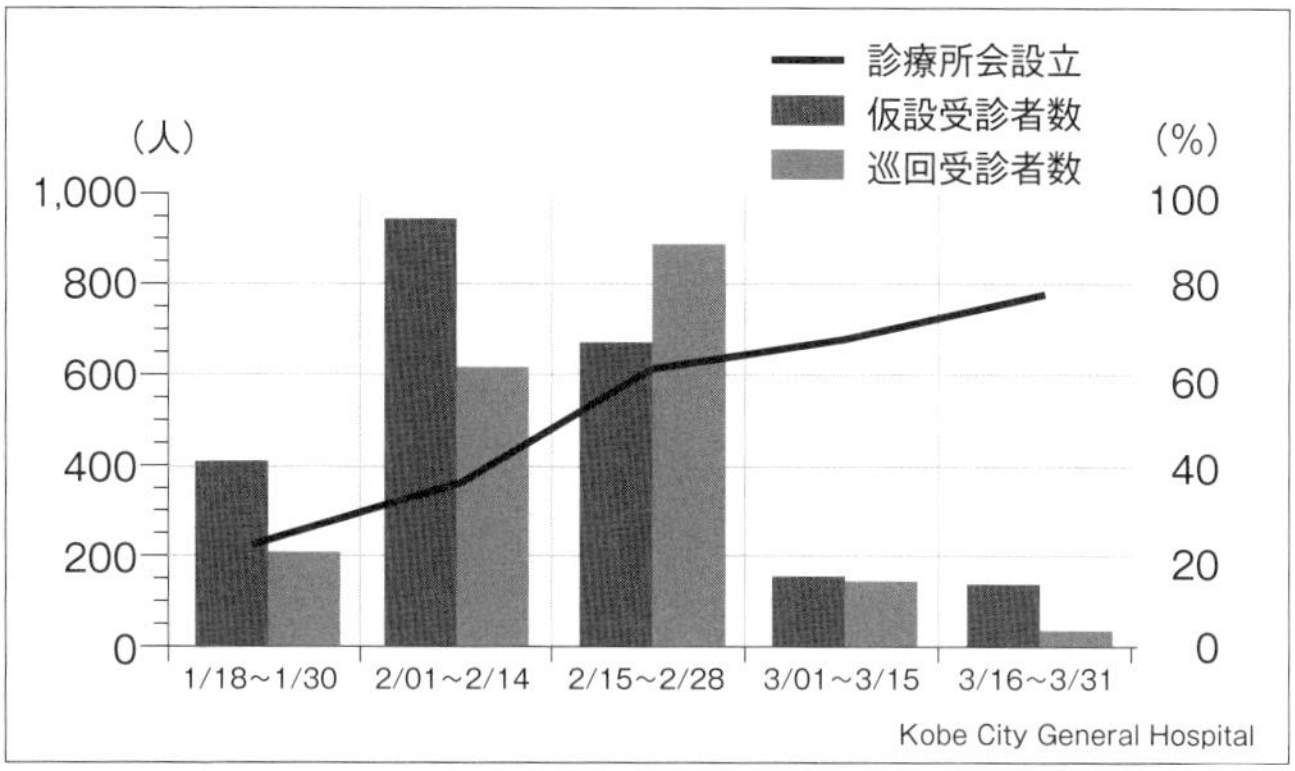

図3 阪神・淡路大震災において提供された歯科医療：仮設（定点）診療 2,344 人、巡回診療 1,925 人（総数 4,269 人）。歯科診療所の開設に応じて縮小。

世界に衝撃を与えたといっても過言ではない。11の高齢者施設で2年間にわたり専門的な口腔ケアを実施した結果、通常の口腔ケア群よりも肺炎発症を40％抑えることができたというのである。高齢者の肺炎は誤嚥性肺炎が多く（現在では80％が誤嚥性肺炎だと報告されている）、原因菌は口腔内細菌なので、しっかりと口腔ケアを実施すれば、ある程度肺炎の予防が可能だというのだ。つまり、肺炎予防に口腔ケアが有効であるという。私には、アッと驚く新事実であった。理由はこうだ。時系列で見てみよう。

1995年、阪神・淡路大震災発生。

1999年、米山論文発表。

怖い病気だなと感じ入っていたあの肺炎は、実は誤嚥性肺炎ではなかったのか。もしそうだとしたら、口腔ケアで防げたかもしれないのだ。私は、震災時の肺炎が誤嚥性肺炎であるかもしれないという根拠を探し始めた。そして、私たちが提供した歯科治療の際の病名から、平時に比較して歯性感染症や口内炎（粘膜炎）が多かったことを突き止めた。これらは、免疫力の低下と口腔内細菌の増加の結果、生じる疾患である。さらに、65歳以上の高齢者に限れば、最初の2週間にこの2つの疾患が異常に増加していることがわかった。

つまり震災時、高齢者の口腔内細菌は増加していた。これは極端な水不足のため、口腔内や義歯の清掃不足に起因すると思われる。そして、義歯の不調や食事のバラエティがまったくないことにより、十分な量の栄養摂取ができていなかったことから免疫力の低下をきたした可能性が考えられる。これが後に、災害時肺炎の成因として図表化したもの（図４）を広めることになる最初の気づきであった。

神戸新聞平成16年5月14日朝刊――関連死の1／4が肺炎

医療資源が低下した災害発生後の被災地では、災害に関連した内科疾患で多くの高齢者が亡くなっていく。総務省消防庁ではこれを「関連死」（＊1）と定義している。阪神・淡路大震災では、この関連死に927人が認定されている。

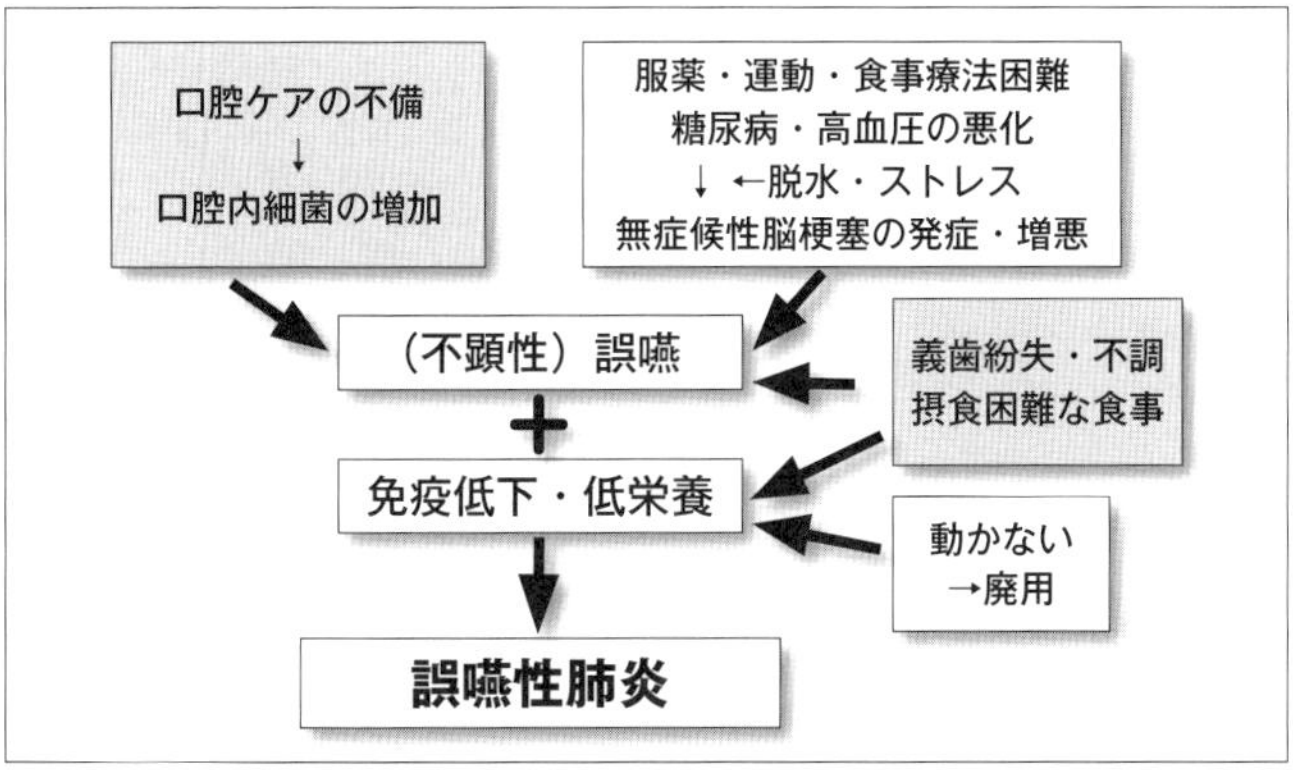

図４　災害時肺炎の成因：複合的な因子が交絡している。網掛けは歯科的要因。

平成16年5月14日の神戸新聞朝刊に、私にとって衝撃的な記事が掲載された。阪神・淡路大震災の災害弔慰金受給者の死因（原因疾患）、年齢、死亡時期などの詳細なデータが直接死と関連死に分けて掲載された。関連死についてはある程度予想されたことだったが、やはり肺炎が223人で第1位、関連死921人の1／4（24・2％）を占めていた。「こんなにたくさん死んでいたのか！」というのが正直な気持ちである。9年を経過してあらためて驚愕の事実を突き付けられたのだ。

＊1　**〈関連死〉**災害による火災・水難・家屋の倒壊など災害の直接的な被害による死ではなく、避難生活の疲労や環境の悪化などによって、病気にかかったり、持病が悪化したりするなどして死亡すること。地震の場合は震災関連死ともいう。

無念である、実に無念である。口腔ケアが肺炎を減少させるという事実を、私たちがもう5年早く知っていれば、米山論文がもっと早く世に出ていれば、これだけ多くの高齢者が亡くなることはなかったのではないか。そして、たとえ歯周病やう蝕の予防であったとしても組織的な口腔ケアを広く提供できていれば少しは肺炎を減らせたかもしれないのだ。

私は震災以後、大小併せて100回以上の講演を行ってきた。最初は、歯科治療の提供、特に義歯の作製や修理は可及的早期に行うべきという論調で話していたが、この年以降、肺炎予防のための口腔ケアの啓発活動の重要性を説くようになり、平時からの高齢者に対する肺炎予防の口腔ケアを普及させることが関連死を減らすことになると強調するようになった。確かに、ようやく生き延びて避難所に入ったが、明日の生活につねに不安をもちながら今を生きている避難者にとって、歯周病やう蝕の予防など正直どうでも良い。だから、私たちも歯磨きを強く推すことにためらいを感じていたのだと思う。しかし、「口腔ケアは、肺炎から高齢者の『命を守るケア』だ」というアピールができていたなら、もう少し異なる反応を示してくれたのではないか。

執念――新潟へ繋ぐ

平成16年10月23日は土曜日で午後からテニスを楽しんだ後、火照った体をビールで鎮めながらなにげにテレビを眺めていた。午後6時近くになってテロップが流れた。「新潟県で強い地震が発生……」という速報は、新潟県で発生した中越地震の第一報であった。以降の番組に目を凝らしていると、案の定、観測史上2度目の震度7を記録して新幹線が脱線、家屋倒壊により死者も出ているという。これは阪神・淡路大震災以来の大きな被害になると直感が働いたこともあり、すぐにインターネットで新潟県歯科医師会会長の名前（当時・今井博会長）を調べ、FAXを送った。さらには、新潟大学歯学部、日本歯科大学新潟歯学部の名簿から知っている名前（岩久正明教授、藤井一維講師・いずれも当時）をピックアップしてFAXを送付した。

文面はこうだ。「私たちは、阪神・淡路大震災における関連死のうちでもっとも多くを占めた肺炎の多くは誤嚥性肺炎であると考えている。しかし、当時はそれに気づかず組織だった口腔ケア活動を展開することができなかった。それにより多くの高齢者が肺炎で亡くなったと思われる。その反省から今回は、できるだけ早い時期から多くの避難所で口腔ケアの指導を実施する必要があると考えている」そして最後に、「その際には、歯科関係者だけではマンパワーが足らないと思うので、保健師や看護師にも声をかけて巡回することも重要である」旨を付け加えた。するとすぐに新潟大学の岩久先生の後任教授の先生から、「指摘の趣旨は理解した。3者で協議して歯科健診車を準備し定点診療始める。また、巡回班を組織して口腔ケアの提供もすでに準備を整えた」との返事をいただいて、正直驚いた。

阪神・淡路大震災と比較してなんというすばやさであろうか。さすがは日本一のう蝕の少なさを誇る県だと感服した。

さらには、日本歯科大学学長の中原 泉先生から、災害支援に長じた歯科医師に大学でレクチャーをお願いしたいとの要請があり、こうべ市歯科センター長（当時）の河合峰雄先生を新潟県に派遣した。日本歯科大学新潟歯学部において、歯科保健医療に関係する新潟の支援者に対して兵庫県の経験を繋ぐ学びの場がついに実現した。

その結果、関連死として認定された肺炎死は8人という結果となり、中越地震全体の関連死52人に占める割合は15％と、阪神・淡路大震災の24％から大きく減少させることができた。この要因としては、①平成12年の介護保険制度導入によって要介護者が住んでいる場所を行政が把握していたこと②日赤によるインフルエンザの予防接種が実施されたこと――なども挙げられるが、早期から実施可能で大がかりな準備が不要な口腔ケアは、要因の大きな部分を占めたと考えられる。

阪神・淡路大震災から10年目の平成17年1月17日に合わせて放映する番組作りのために、静岡第一テレビから中越地震の仮設住宅を巡る取材の話をいただいた。口腔ケアのノウハウを届けたもののその後の経過が伝わらず、中越地震の現場が気になっていた私には願ってもない話であった。12月初旬、病院の勤務を終えて夜行列車に乗り、新潟県長岡市に向かった。急行列車の３段の寝台は寝苦しいうえにベッド近辺に電源がなく、急きょ前日に購入したデジタルカメラの充電のため、ほとんど寝ずに朝まで洗面所で過ごすという辛い旅であったことを記憶している。

長岡市では、市歯科医師会の堀　憲郎先生（現・日本歯科医師会会長）と山下　智先生に案内していただいた。後に送られてきた報告書には、歯科支援の治療内容と疾患分類が載っていた。災害時の歯科疾患分類の記載は、私の知る限り、この報告書と兵庫県病院歯科医会の『阪神淡路大震災と歯科医療』だけである。

新潟県は昭和39年の新潟地震からちょうど40年目に当たる平成16年に中越地震、その３年後に中越沖地震と立て続けに2回の大地震を経験した。この経験は、新潟県の災害歯科保健医療支援のシステム化に繋がり、平時の歯科保健の普及・向上に寄与するまでに完成されていく原動力になったと感じている。その詳細については本書の別項に譲りたい。

教育へ――伝えたい・残したい・育てたい

平成20年3月31日をもって、私は神戸市立西市民病院を退職した。翌日の4月1日、白衣から慣れないスーツに姿を変えて神戸常盤大学新任教員紹介の席についていた。27年間臨床にどっぷり浸った市民病院を辞して、一大決心の末、大学教員の道を選択したのだ。65歳の定年まで丸10年を残して転職を決意させたものは、震災の経験を風化させず次代に「繋ぎたい」という気持ちからだった。

阪神・淡路大震災で学んだことは数え切れないほどある。「支援する側とされる側」という分類の無意味さや「被災者に寄りそう」、「傾聴」という言葉の危うさ。大の大人が恥ずかしげもなく声をあげて泣いたこともあった。声を荒げたことや、冷ややかな目を感じたこともある。長田区で勤務して20年、震災を境に自分自身も含めて大きく変化した環境に浸っていた私が、あらためて気づくことも気づかされることもあった。私は、いつしか「災害は偉大な教育者である」と感じるようになっていた。年月が経過し､震災を知らない世代が増え、風化が進むとともにその思いは強くなっていった。平成19年の秋頃に、神戸常盤大学に新設される口腔保健学科（歯科衛生士養成学科）に来ないかという誘いがあった時、一番に心に広がったことは「被災者支援ができる歯科衛生士を育てたい」という思いであった。保健師のような、そして福祉の知識と心をもった人を育てたいという強い思いがあり、これが実現できるならばと大学にお世話になることを決めた。

有時に力を発揮するのはマニュアルでもなく、マニュアル通りに動く人でもない。災害を知り、その時の動きを学びシミュレーションによってトレーニングされた危機対応能力を備えた人である。神戸常盤大学短期大学部には、災害に関する授業がある。「災害援助と救急医療」と「災害時の歯科衛生士の働き」である。どちらも文科省のＧＰ（Good Practice）事業に選定された「危機対応実践力養成プログラム」の中で、平成22年から始まった「長田と震災Ⅰ～Ⅲ」の後継授業にあたる。授業では地元・長田の街を学生とともに歩く。いたるところに障がい者や外国人に優しい配慮が目に付く。いまだ住民が戻らず復興の歩みは遅いが、震災を経て長田は、日本でもっともユニバーサルデザイン（＊２）の進んだ街になっている。きっかけは避難所での食事の配給に外国人が集まってこないことだった。日本語が理解できない人のために多言語の放送が必要だったのだ。災害時要援護者とは、高齢者や障がいをもった人だけではない。この気づきから年齢、言語などを超えたユニバーサルな街づくりが実現したのだ。被災地で教えられることは多い。

＊２ **〈ユニバーサルデザイン〉** 文化・言語・国籍の違い、老若男女といった差異、障がい・能力の如何を問わずに利用することができる施設・製品・情報の設計（デザイン）をいう。

神戸市では平成26年の1年間を通じて、震災の継承・発信事業として、「学生による震災20周年記憶のフラット化プロジェクト――ゼロからの震災学習」を実施した。半年間にわたり国内の大学生が震災経験者である市民や行政職員などに、聞き取りや関連文書による自主研究を行うというものである。震災を知らない本学の学生からも2グループが自主的に参加し、12月の成果発表に臨んだ。口腔保健の普及による関連死（肺炎）の予防に関する彼女らの研究発表は、市長の称賛の声を引き出した。

災害においては、急性期の死に直面した被災者に対する救急救命対応はもちろん必須のものではあるが、その後に続く過酷な避難生活を安全に乗り切るための配慮や復興に向けた「こころとからだ」の支援はさらに重要である。学生たちは被災地での調査活動から、現在までも続く被災者の苦難をわずかでも理解したはずだ。この経験は災害だけにとどまらず「医療の現場で起こるあらゆる場面に通じる支援＝患者や家族に寄り添う」という基本的な態度を養ってくれると信じている。本学が教育理念として掲げる「いのちのサポーター」養成の原点は阪神・淡路大震災にあり、まぎれもなく教職員の心には「災害は偉大な教育者である」という意識が共有されている。あの震災から20年目の節目にあたり、本大学の旭 次郎理事長（学校法人玉田学園）が「未来に向けての防災宣言」を高らかに宣言したこともその表れだ。今後も多くの場面で災害を意識した教育プログラムが展開されることは想像に難くない。

おわりに――避難所では「食べて、動いて、参加する」

ここまでほぼ時系列に私自身の心の動きを表してきたが、現在感じている災害支援のあり方を述べて終わる。

①災害時要援護者に対する命を守るシステムは機能するのか

避難所の環境については、阪神・淡路大震災から東日本大震災までの16年間、ほとんど変化がない。これだけの災害大国であるにもかかわらず、災害を専門に扱う省庁が日本にはない。いつまでたっても避難所は劣悪な環境のまま放置されている。そして災害のたびに、せっかく地震や津波から生き延びたにもかかわらず、避難所から虚弱な高齢者が亡くなっていくという構図も変わっていない。その改善には、医療関係者が学会などを通して、声高に指摘し続けることが重要だ。

医療機関が復旧していない被災地では内科疾患を中心とした慢性疾患（災害関連疾患）への対応が継続して必要となる。特に脳卒中や認知症、難病患者など要支援者は福祉避難所に移送されることになっているが、介護力の低下した被災地内の福祉避難所では十分なケアはできない。義歯は清掃されずに放置され、口腔内が汚れて、肺炎の危険性が非常に高い入居者が救えていないのが現状である。福祉避難所の確保だけでなくボランティアの質の担保も急がなければならない。

②平等という名の不平等

災害時要援護者とは、「普段は援護を必要としない方であっても、災害時のように環境が大きく変化した時には援護が必要になる可能性をもった人」という意味を含む。日本語のわからない外国人や表面上は元気そうに見える高齢者でも、状況によっては援護される側になる。

災害時には肺炎が増える。肺炎の予防は、口腔ケアと栄養管理が重要になるが、栄養状態に影響を与える因子として、口内炎や義歯の褥瘡など口腔の痛みによって経口摂取できない場合も考えられる。投薬や義歯の調整などの対応に加えて義歯がなくなった場合には、新たに義歯を作製する治療も必要である。しかし、被災者がそのことを理解して歯科医院を受診するとは思えないので、こちらから出かけていく必要がある。避難所には歯科衛生士の常駐（もしくは定期巡回）も必要だろう。生活不活発病が多く認められる状況から、長期の避難所生活で自立できなくなる高齢者が出てくる可能性がある。これは免疫低下を招来し、肺炎の発症因子となりうる。歯科保健活動だけでなく、生活を活発化させる手立ても医療者として重要な仕事になる。避難所では今話題のフレイル（虚弱）とオーラル・フレイル（口腔の虚弱）（＊３）の予防が課題と考えている。フレイルとは一見自立しているように見えるが、活動量が低下し要介護状態になっていく可能性のある虚弱な状態を指す。その第一歩が口腔機能の低下であるという。そのような意味から、医科・歯科一体となった支援活動が必要だと思う。キーワードは『食べて・動いて・参加する』だ。口腔ケアを含めた食べる支援が重要になる。

　災害時の肺炎は最初の２か月、特に高齢者は最初の２週間が勝負だ。避難所の食事や物資がたとえ全員に行き渡らない状況であっても、公平で画一的な支援ではなく、優先順位を考えた個別的対応が望まれる。頑強な若者と予備力のない高齢者を平等に扱うことの不平等さに私たちは気づかねばならない。高齢者や障がい者の命を関連死から救うためには、だれも排除されないインクルーシブな被災者支援が必要なのではないか。歯科医学教育の中で、災害支援について学ぶ機会を増やし、災害に強いしなやかな歯科医療者を養成していく必要性を強く感じている。

＊３　**〈フレイル〉**介護が必要ではないが、虚弱な状態。人はフレイルを経て要介護となり、死に至る。オーラル・フレイルは、フレイルのさらに前の段階としての口腔機能の低下をいう。

第2章　「連携」経験を引き継いで生かす

田中　彰（日本歯科大学新潟生命歯学部口腔外科学講座）

地域歯科医療支援室との10年間――大きな1つの区切り

私は、平成28年3月末日をもって、10年近く務めてきた本学新潟病院地域歯科医療支援室の室長を退任し、口腔外科学講座の業務に専念することになった。大きな1つの区切りを迎えたのだ。思えば、この部署は平成16年に発災した中越地震と、新たに保険収載された地域歯科診療支援病院制度への対応を目的に、平成18年に創設された。通常は、前方連携といわれる病院への歯科医院からの紹介患者の管理を中心として、地域歯科医療従事者の支援が主務である。もともと、本学は昭和62年に全国の歯科大学・歯学部に先駆けて在宅歯科往診ケアチームを発足させ、訪問歯科診療を開始するなど、大学の方針として地域における在宅歯科医療、高齢者歯科保健を重視してきた。しかし、平成16年に発災した中越地震の歯科医療支援活動への中長期的な参加が契機となり、地域歯科医師会と協働して、より積極的に高齢者歯科医療、在宅歯科医療を中心とした地域歯科保健活動に参画していくこととなった。支援室は窓口として、さまざまな地域保健に関する業務を担ってきた。その重要な仕事の1つが、災害歯科保健医療支援であった。

災害歯科保健医療支援とは、超急性期における口腔顎顔面外傷への対応と、被災地歯科診療所の被害状況に応じた定点もしくは巡回による応急歯科診療、災害関連疾病の予防として

1. 短期的歯科保健医療支援活動
（1）応急歯科診療　定点診療所または巡回診療
（2）巡回口腔ケア・口腔衛生啓発活動
　　避難所・福祉避難所・老人福祉施設

2. 中長期的歯科保健医療支援活動
地域歯科保健活動
　訪問口腔ケア、健診活動 等
　　被災地の復興期における災害関連疾病の予防
　　地域歯科口腔保健の再構築
　　歯科受診行動の啓発活動

大規模災害においては、身元不明の犠牲者に対して警察歯科医会活動（歯科的個人識別）が行われる。

図 1　災害時に求められる歯科保健医療支援活動の概要。

の口腔衛生、口腔機能の維持・向上を目的とした中長期的な避難所や介護保険施設などへの巡回口腔ケア・口腔衛生（指導）啓発活動、さらに被害規模により警察歯科医会活動としての身元確認活動（個人識別）などを行う活動である（図１）。このため、設立後に発災した新潟県中越沖地震や東日本大震災では、支援チームや身元確認活動チームを編成し、被災地に医員や歯科衛生士を派遣した。

本書の共著者である中久木康一先生とは、中越地震以来のご縁である。彼は、普段から診療業務のかたわら各種ボランティア活動を行い、東日本大震災の被災地にいまだ通い続けている熱い男だ。本稿の依頼を受けた時、中久木先生の熱い思いに応えるべく執筆を快諾したが、まもなく災害支援に関する「思い」

や「本音」を書くという高いハードルに気づき、いまだかつてないほど執筆に苦慮し、多大なる迷惑をかけることになった。発刊が遅れるなかで、平成28年4月熊本地震が発災した。深くお詫びを申し上げるしかない。

しかし、私が抱いた「思い」や「本音」は、現役で地域歯科保健医療にかかわっている立場では、語るべきでないものもあった。ここでは、中越地震、中越沖地震、東日本大震災の各現場での活動のあらましと、さまざまな人との出会いや活動の道のりを述べてみたい。

新潟県中越地震――神戸からのバトンを繋ぐ

平成16年10月23日午後5時56分、北魚沼郡川口町を震源とする震度7の激震が、新潟県中越地方を襲った。私は、千葉で開催された日本口腔外科学会からの帰途であった。新幹線を新潟駅で降りて、もうすぐわが家というタイミングであったことを覚えている。新潟市内は平静で、ほとんど被害はなかった。しかし、その夜は市内も余震が続き、怯える幼い子どもを支えるのみで、これから始まる災害支援活動のことなど、頭の片隅にもなかったように思う。事態が一変したのが、2日後の10月25日、本学新潟病院の関本恒夫病院長からの呼び出しであった。新潟県歯科医師会が被災地歯科医療救護に関する会議を開催するので、口腔外科として参加するように、との指示であった。新潟県では、平成12年3月に災害時医療救護マニュアルが策定され、本学部も県歯科医療救護班の一翼を担っており、初期救急医療段階での口腔外科の需要に対応することが定められていた。そのため、当時務めていた口腔外科医長の立場から歯科医療支援チームに参画することとなった。10月26日、本学在宅歯科往診ケアチームの先生とともに新潟県歯科医師会で開催された災害対策本部の会議に参加した。この時点でも、なお口腔外科医としての初期救急医療という責務に疑念はなく、これからみずからに降りかかる大仕事と人生の方向転換など予想だにしなかった。

新潟県歯科医師会で開催された対策会議には、新潟県歯役員のほか、本学、新潟大学歯学部、新潟県歯科衛生士会、新潟県歯科技工士会、東北新潟歯科用品商協同組合新潟県支部などの関係団体が集結した。「歯科医療支援チーム運営委員会」が設置され、各関係機関が連携し、被災地への歯科医療支援チームの派遣が決定した。被害のもっとも大きかった小千谷市の総合保健センター内に歯科救護所を設置し、支援スタッフの確保とローテーションが検討された。本学でも、歯科医師や歯科衛生士の派遣要請を受けて、派遣人員の検討を開始した。しかし、現地の歯科医療救護で、何が望まれ、どのような器材で、どのような診療が可能であるか、情報不足の中で翌27日には先遣隊が編成され、被災地に入り情報収集することになった。当時は、歯科医療の応急診療をはじめ口腔や歯の外傷を治療する概念が強く、「歯科医療救護」という言葉を用いていた。

10月27日、余震が止まぬなか、私を含む支援チームの先遣隊は、大規模な土砂崩れがあった長岡市妙見町を経て小千谷市に入った。平時では、高速道路で新潟市内から1時間余りの距離であるが、交通規制と余震のため、3時間以上を要した。長岡市内に入ると、幹線道路は停電により信号機が作動していない交差点が増えた。小千谷市内に入ると、さらに被害は甚大で、いまだかつて見たことのない風景が車窓に広がっていた。

現地では、北魚沼郡小千谷市歯科医師会会長（当時）の佐藤 眞先生ら歯科医師会役員と合流し、小千谷市総合保健センター内に歯科医療救護所を設置した。佐藤先生らと被災地の歯科医療需要を検討すると、顎顔面口腔外傷への対応要請はなく、発災時間が夕刻であったことにより、多くの被災者が義歯装着のまま避難しており、義歯の紛失などの歯科医療需要は少ないとの見解が出された。むしろ、被災地の歯科医療診療所の被害状況から、急性歯性炎症症状への対応や補綴修復物、義歯修理などへの対応に関する需要が予想された。北海道南西沖地震や阪神・淡路大震災の記録では、紛失義歯の対応に苦慮していたことから、歯科技工士にもメンバーに入っていただいたが、完全な見込み違いであった。そして、何より私がまず驚いたことは、小千谷市総合保健センターや小千谷総合体育館には、すでに全国各地から多くの医療支援チームが集結しており、そのほとんどが、自己判断で現地に出動してきた事実であった。日本赤十字社の医療チームをはじめ、日本各地のＤＭＡＴ（Disaster Medical Assistance Team：災害派遣医療チーム）だけでなく、自治体が派遣する医療チームも認められた。災害医療支援の現場で、歯科がいかに立ち遅れているかを痛感させられた。私たちは、いまだ歯科医療需要さえ明確に把握していなかったのだから。この時点で、被災地では８万６１８２人が４７０カ所の避難所に避難していた。特に小千谷市内ではライフラインが途絶し、２万５７４７人が１３２カ所の避難所に避難しており、現地の歯科医師会でも連絡のとれない会員が多数いる状況であった。

一方、学内では被災地の歯科医療の需要予想をもとに派遣人員の選定が行われていた。歯科医師は、当初予想された外傷に対応した口腔外科医の需要はなく、むしろ往診用の簡易ユニットによる応急歯科診療がメインと考えられたため、在宅歯科往診ケアチームメンバーを中心にチーム編成がなされた。大学がある新潟市内は、余震はあるものの平時の生活が営まれており、大学病院は平常診療が行われていた。そのため被災地に入るメンバーの診療面においても、全学を挙げてバックアップ体制が組まれた。本学の支援メンバーには、十分な大学の後方支援のもと、安心して被災地に入る体制が構築された。

10月28日から、小千谷市の教護所において歯科医療支援活動が本格的に稼働した。本学部と新潟大学は隔日交代で出務し、歯科医師２～３人、歯科衛生士２～６人、歯科技工士１人のチーム編成で、新潟市内から日帰りで活動が開始された。

支援チームは午前7時に新潟県歯科医師会館を車3台に分乗して出発し、高速道路を使用して被災地に入った。車はそれぞれ新潟県警により緊急車両の指定を受け、高速道路への一般車両の立ち入りが禁止されていた期間においても、余震による通行止め時を除いて高速道路の使用が可能であった。支援活動に必要な水、支援物資、消耗品は必要分を車に搭載した。活動初期は被災地のライフライン停止により、貴重な水は新潟市よりタンクで運搬していた。支援活動は午前9時から午後3時30分とし、活動内容を記録し、新たに生じた必要物資は翌日に間に合うように新潟市の本部に調達依頼を行った。高速道路をはじめ現地の道路状態は悪く、一般車両での夜間の移動はきわめて危険なため、午後4時30分には帰途についた。

歯科医療支援チームは、救護所での応急歯科診療と避難所を巡回し、口腔ケアおよび口腔衛生指導を行う2班で構成され、11月7日からは川口町にも巡回班が投入された。この巡回班設置のきっかけは、神戸からの貴重な提言であった。

阪神・淡路大震災を経験した兵庫県病院歯科医会より、震災直後から電子メールを通して、避難所巡回の口腔ケアの重要性を訴えるメッセージが寄せられた。その中心人物が足立了平先生である。「肺炎をはじめとする災害関連死の予防のために口腔ケアを行うべき」との提言だった。阪神・淡路大震災における肺炎による震災関連死について、当時はインフルエンザの流行、避難所の低室温などの環境、ストレスや低栄養による免疫力低下、復旧工事による粉塵などが原因として分析されていた。しかし足立先生らは、その後の検証でこれらの原因に加えて、口腔環境悪化による誤嚥性肺炎の可能性を指摘するに至った。阪神・淡路大震災は、早朝の発災であったため、義歯の紛失・破折が多く、嚥下補助装置としての義歯の機能が失われたこと、水不足による口腔清掃が十分にできない環境から口腔衛生状態が悪化し、誤嚥性肺炎を引き起こしたとの考察を加えていた。当時は、米山武義先生の論文に端を発した要介護高齢者の誤嚥性肺炎発症予防と口腔ケアに関する概念が、世の中に広がり始めたばかりで、歯科以外の医療関係者の認知度はまだまだ低い状況であった。

しかし、新潟県歯科医師会をはじめ、「歯科医療支援チーム運営委員会」の決断は早かった。ただちにこの提言を取り入れて、支援物資の歯ブラシで避難所の巡回を始めたのだ。一方、11月3日には兵庫県病院歯科医会のメンバーである、こうべ市歯科センターの河合峰雄先生が大きなザック1つで単身被災地入りした。翌4日、本学において「災害時における歯科医療の在り方」と題して、阪神・淡路大震災時の経験を中心にご講演いただき、支援チームメンバーを中心に、学内関係者の士気に大きな影響を与えていただいた。印象に残っている言葉が、河合先生が小千谷市内の避難所を訪問した際に言われた、「臭いが違う」という一言であった。避難所の悪臭の原因の1つが、被災者の口臭だというのである。小千谷の避難所には、歯ブラシや洗口液、うがい薬が行き渡り、被災者の口腔環境は好転していたのだ。人間の尊厳を保つうえでも、口腔衛生の維持は不可欠と再認識させられた。

この時、新潟県歯科医師会の災害対策本部に常駐し、指揮を執っていたのが新潟大学教授の大内章嗣先生である。大内先生は、厚生労働省を経て、新潟大学歯学部に入職された方で、行政とのパイプはもとより保健医療福祉に精通されていた。平時から新潟県歯科医師会と地域歯科保健関連の事業を中心に協力関係にあり、歯科医師会も全幅の信頼を置いていた。大内先生の尽力で、新潟県福祉保健部や地域振興局など行政との連携や、保健師をはじめとする他職種との連携もスムーズに行われていた。他職種を尊重し、協働する。そして、つねに大局を見て迅速に物事を判断しているさまは、口腔外科という限られた領域の世界しか経験のなかった私には大きな衝撃であり、多くのことを学ばせていただいた。

小千谷総合保健センターに設置した定点救護所の活動では、平時に行われていた歯科治療の中断、ストレスや疲労にともなう歯性炎症の増悪にしばしば遭遇した。不自由な避難生活をしている老婦人が、歯の痛みに耐えかねて、人づてに救護所の存在を知り、歯周炎の急性発作で受診した。迅速に患者の苦痛を取り除き、体力の消耗を防ぐことが最優先であった。一方で、地震の発生時間が夜間であったならば多くの高齢者が就寝中に被災することとなり、義歯の紛失、破損が激増したと予想され、災害医療は、発生した地域や時間により大きく需要が異なることを認識させられた。発災後、迅速に被災地の歯科医療需要を調査し、それにマッチした支援体制を構築することの重要性が示唆された。

ライフラインが回復し、おおむね地域歯科医院が復旧した11月13日をもって、応急歯科治療を目的とした救護所は閉鎖された。被災者に対する医療保険の一部負担金減免措置の開始によって、救護所を利用していた被災者もかかりつけ診療所への受診を再開していた。そのため、その後は11月21日まで避難所巡回による口腔ケアや口腔衛生指導を行った。10月28日から11月21日までの支援活動では、避難所巡回による口腔ケア、口腔衛生指導は１１５カ所で１０８０人に及んだ。この本邦初の試みは、システムとして定着し、その後の平成16年の小千谷市における肺炎による死亡者数は、例年より低い値を示したことから、一定の効果が得られたと考えられている。

中越地震後の平成18年９月、新潟県は災害時医療救護活動マニュアルの改訂を発表した。中越地震の経験をふまえ、課題として①災害対策本部などの体制構築前の発災直後の初動体制②災害医療コーディネーターの設置③広域災害・救急医療情報システムの活用④医療資器材などの迅速な供給――を挙げた。対応として①各機関が自発的に情報収集、支援活動を初動開始②県の要請がなくても、災害拠点病院などの医療救護班の活動を実施可能とし、必要な費用に関しては県が予算措置を図る③保健所長による災害医療コーディネーターの医療需給調整④医師会や歯科医師会などの医療関係団体、関係部署の担当者がチームとしてコーディネーターを支援――などが改善された。

その後の新潟県歯科医師会の検証においても、初動体制構築の迅速化と、被害状況ならびに歯科医療需要にかかわる自発的な情報収集と支援活動開始の重要性を挙げ、効率的な支援活動を行うために独自に災害歯科医療支援コーディネーターの設置が提唱された。災害関連疾病予防のための避難所巡回口腔ケアを軸とした新しい災害時歯科保健医療支援活動のあり方を示したのである。

そして、この活動の概要はさまざまな媒体を介して、地方・中山間部における災害時の歯科保健医療支援のモデルケースとして、全国に向けて発信されていった。神戸から受け取ったバトンは繋がれたのである。

中長期的歯科保健医療支援活動へ――私のターニングポイント

平成16年11月、被災地避難所での活動が終息した時点で、新たな課題が浮上してきていた。被災者が、避難所から仮設住宅へと移住する段階に至っても、被災者の非日常は解消しない。つまり、災害関連疾病の影はつねに付きまとう。われわれは、避難所で行われた歯科保健活動や口腔ケアの継続について考えるようになった。一方で、災害時に歯科保健医療がなすべき方向性を論ずるために必要な、さまざまな基本データが不足していることも痛感した。災害時に前向き研究を行うことは、倫理的かつ実行性においてきわめて難しい。そのため、可能な範囲でさまざまな後ろ向き調査活動を行うことになった。

まず、われわれは、被災地社会福祉施設の要介護入所利用者の口腔衛生状態に注目した。施設の多くは短期利用者として、震災により仮設住宅および居宅での介護が困難との理由で、定員を超える利用者が緊急入所していた。臨時職員やボランティアの配置などで対応しているが、サービスの提供は十分とはいえない状況であった。そのため、小千谷市北魚沼郡歯科医師会と協力して、小千谷市内の特別養護老人ホームと養護老人ホームを対象に専門的口腔ケア、口腔衛生指導ならびに口腔衛生実態調査を実施することとなった。これらの施設では、これまで誤嚥性肺炎防止のための口腔ケアの重要性は認知していたものの、個々の利用者の口腔ケアは、経管栄養中の利用者を除いて十分行われていない状況であった。施設協力歯科医である小千谷市内のA歯科医院と協働し、震災後の一時的な支援でなく、長期的な見地に立って、施設の介護職員やA歯科医院勤務の歯科衛生士に、専門的口腔ケアの重要性と方法の指導も併せて行うことにより、利用者の口腔衛生管理に寄与することを目的とした。平成16年の12月に計2日間の介入を行い、口腔ケアと職員へのケア指導を行った。2か月後の平成17年2月に再訪し、介護職員に状況を確認したところ、重篤な肺炎の蔓延などは認めず、利用者の健康状態も良好で、施設職員の口腔ケアに対するモチベーションも大幅に向上しているとのことであった。

この活動と前後して、平成17年2月から平成21年2月にかけて、新潟県と新潟県歯科医師会が、災害救助法が適用された54市町村を対象にした新潟県地域保健推進特別事業・健康サポート事業として「被災地における高齢者の口腔ケア推進事業」を実施した（図2）。被災地の高齢者、障害者に対して誤嚥性肺炎や介護予防を目的とした適切な口腔ケアが実施され、継続できることを目的としたものである。誤嚥性肺炎予防のための口腔ケア研修会として、被災地介護保険施設の職員を対象に研修会を開き、計62カ所で２０５１人が受講した。これにより、被災地に口腔ケアの意義と基本的スキルが定着したといっても過言ではない。そして集団移転を余儀なくされた仮設住宅の集会場などにおいて、39会場で８６９人の高齢者を対象とした集団口腔ケア・口腔衛生指導・口腔機能向上訓練が行われた。被災高齢者に対し、従来から必要とされる心のケアや、介護予防のためのアプローチに加え、中長期的な保健支援として口腔ケアが行われたことは、たいへん意義深く、後に発災する中越沖地震の際にも事業として行われ、全国的にも定着していった。

私はこれらの活動のコーディネーターとして、新潟県や歯科医師会と連携して人的支援の

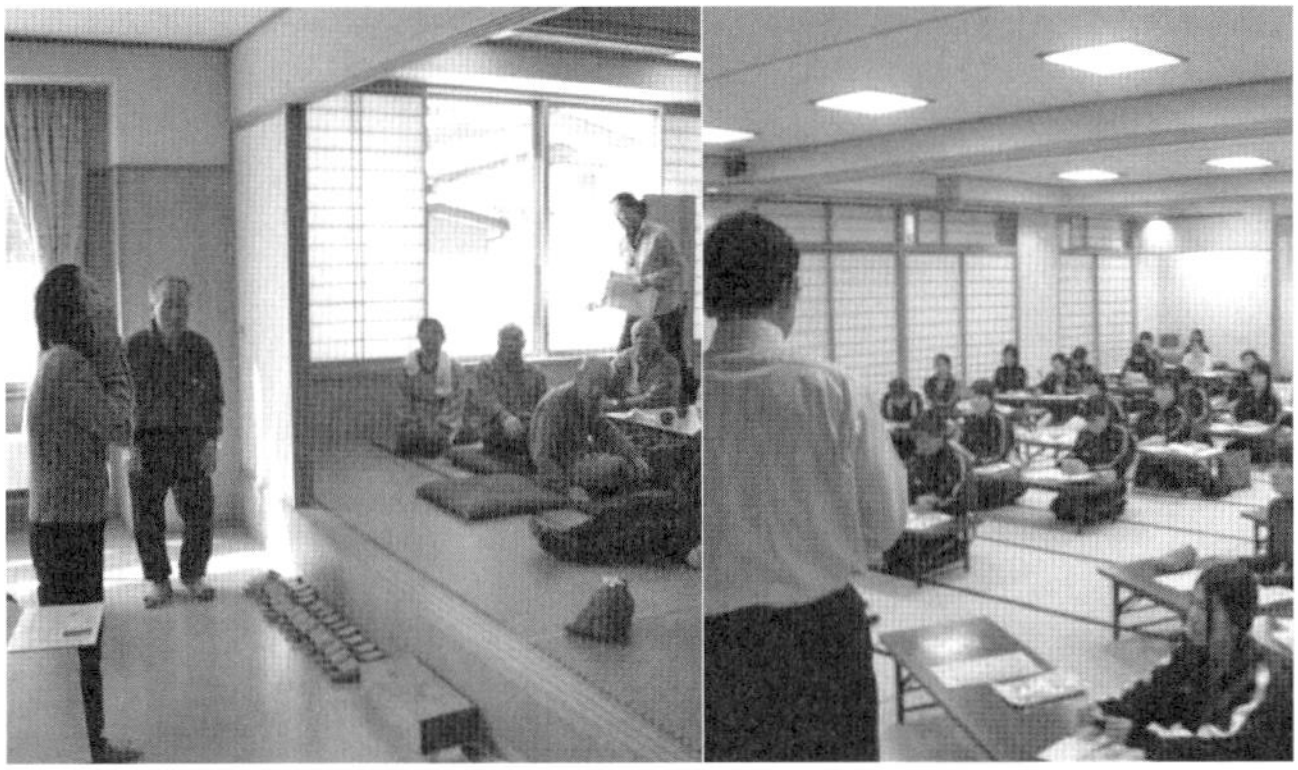

図２　中越地震の健康サポート事業として行われた「被災地における高齢者の口腔ケア推進事業」の様子。

活動調整をする一方で、被災住民の歯科保健医療に関する調査や、被災地歯科診療所の動向調査などを行った。調査活動は、本学衛生学講座教授（当時）の末高武彦先生のご指導のもと、被災地の歯科医師会と協働して行った。歯科保健医療に関する調査は、被災住民の被災直後ならびに現在の口腔衛生に関するニーズを把握し、今後の地域口腔保健に寄与することを目的に、平成17年４月から５月にかけて全村避難を余儀なくされている仮設住宅入居者を対象として、被災前、被災直後、現在の口腔衛生に関する状況や意識の聞き取り（アンケート）調査を行った。大規模な被害により全村避難を余儀なくされている被災住民においても、口腔衛生に対する意識は高く、避難生活早期の段階から歯ブラシなどの口腔清掃器材を支援物資として必要としていたことが明らかとなった。また、被災地歯科診療所の動向に関する調査は、被災地歯科診療所の被害状況、復旧状況、患者動向などを調査し、被災地における歯科医療需要、歯科医院の復旧状況を明らかにすることにより、今後の災害時歯科医療支援活動ならびに歯科における災害対策に役立てることを目的に、新潟県中越地震において災害救助法が適用された54市町村の歯科診療所（約５００診療所）を対象として、平成17年4月から5月にかけて行われた。プロジェクトチームが作成した調査票の郵送によるアンケート調査で、主に地震による診療所の被害状況や復旧状況、器材修理、調達に要した期間、ライフラインの被害状況、回復時期、診療所の再開時期、発災後の患者動向、発災後６か月（現在）の患者動向などについて調査を行った。同一規模の被害状況であっても、診療所の復旧にかかる時間や再開時期にばらつきがあり、診療所再開後の患者動向にも、診療所間の格差が生じていることが明らかとなった。

私は、これらの活動を数年間にわたり継続し、平成18年10月には総括として、『日本歯科大学新潟生命歯学部　新潟県中越地震歯科医療支援活動報告書』を上梓した。平成16年の中越地震発災当時、私は欧州の某大学への留学を希望しており、留学先の主任教授の内諾をいただき準備を進めていた。しかし、これらの歯科医療支援活動に従事し、その後に続くさまざまな中長期的な支援活動と報告書の編集に携わることになったため、留学計画は頓挫し、立ち消えとなった。

一方で地域医療や他職種との連携の重要性やその将来性に大きな魅力を感じるようになり、地域歯科医療支援室長として地域歯科保健や地域連携に従事することになった。海外に目を向けていた私が、コミュニティ重視へと転換するターニングポイントとなったのが、中越地震の中長期的歯科保健医療支援活動であった。

災害歯科保健医療支援コーディネーター——あるべき姿とは

中越地震から2年9か月後の平成19年7月16日午前10時13分、新潟県中越沖を震源地として、柏崎市を中心に震度6強を記録した新潟県中越沖地震が発災した。

尋常ではない揺れに、震源が近いと直感し、テレビの速報で柏崎市周辺が震源であることを知った。また、中越か……。いまだ復興途上の被災地を思うとやりきれない思いであったが、頭の中は「今、何をすべきか」に切り替わった。新潟県歯科医師会をはじめ、本学の支援チームは、中越地震の活動の再評価を入念に重ね、マニュアルを再検討し、有事の際にいつ、どう動くかを考えてきた。これは神が与えた試練と思い、すぐに本学の関本恒夫病院長に連絡した。私は地域歯科医療支援室長として新潟県歯科医師会と合流し、災害歯科保健医療支援活動に参画することをお許しいただき、新潟県歯科医師会に向かった。

新潟県歯科医師会は、同日午後12時に、その被害の甚大さを鑑み、岡田広明会長（当時）を本部長とする新潟県歯科医師会災害対策本部（以下、県歯対策本部）を設置した。岡田先生は、ただちに柏崎市歯科医師会をはじめ震源地周辺の会員の安否と診療所の被害状況の確認に着手するとともに、翌17日に先遣隊を柏崎市に派遣し、情報収集を行い、支援活動の要否を判断する決断をされた。

17日朝の時点で柏崎市内70カ所に1万1348人が避難していた（新潟県災害対策本部調べ）。県歯対策本部は岡田広明本部長、県歯専務理事の渡邊健造先生、常務理事の松﨑正樹先生、そして、私と本学口腔外科の後輩医員である高田正典先生らが、被災地支援先遣隊として、柏崎市に入った。柏崎市歯科医師会会長（当時）の前川重樹先生らと合流し、歯科診療所の被害状況の報告を受けた。その結果、定点診療として歯科医療救護所を設置し、柏崎市歯科医師会ならびに柏崎市からの外部支援要請を受け、柏崎市健康管理センターで歯科医療救護活動を行うことが決定した。現地では、被害の甚大さはもとより、各種団体の中越地震の経験をもとにした迅速な支援活動の初動状況を肌で感じ、歯科も迅速な対応が必要と思われた。

そこで、われわれにはあと2つ大仕事が残っていた。1つは中越地震の総括において、必要性を痛感していた被災地の歯科保健医療支援活動を現地で活動調整するコーディネーターの存在だ。中越地震の際、現地の活動調整役は、主に被災地歯科医師会の先生方が交代で務められていたが、専従ではないために刻々と変化する避難所の情報や歯科保健医療需要の把握は困難であり、避難所の巡回は情報不足から効率が悪かった。すべての避難所を網羅できず、避難所を巡回活動しても空振りに終わるという事態に遭遇し、大きな反省点となった。そのため、支援活動の現場では、現地において活動調整と情報収集に専従することが可能なコーディネーターを設置し、その役割を果たす人物は、歯科医師会と行政の双方に顔が広い人物が望ましいとされていた。

そのような時、柏崎市市役所福祉保健部元気支援課に勤務する歯科衛生士の相沢朋代さんとの出会いがあった。彼女は、柏崎市歯科医師会とは各種健診業務などで平時から協働しており、行政の情報も得やすい立場にあった。そして、彼女の柔らかな物腰とテキパキと状況判断する姿は、まさにわれわれが思い描いていたコーディネーター像だった。さっそく岡田本部長ら県歯役員は前川会長と協議して行政側に申し入れ、他の業務への従事が決定していたにもかかわらず相沢さんの獲得に成功したのである。

翌18日、新潟県歯科医師会において、歯科医療救護活動打ち合わせ会が開催され、19日より歯科医療救護活動が開始された。先遣隊として、本学を中心とする支援チームが被災地に入り、歯科医療救護所を設置し、避難所の巡回口腔ケアが開始された。また、新潟県歯科医師会より、私に対して新潟県歯科医師会災害対策本部特別顧問（コーディネーター）就任の要請があり、大学と協議のうえでこれを受諾した。

私は、みずからを外部統括支援コーディネーターと位置づけ、その果たすべき役割を考えた（図3）。中越地震時の総括をもとに、まず被災地診療所の被害状況やライフラインの復旧情報、避難者と避難所の数、避難住民の年齢構成や口腔環境に関する情報などから、歯科医療需要と供給に関する調査分析を行った。その結果をもとに、歯科保健医療支援活動の継続の要否を検討した。そして、分析結果に基づき、支援活動計画を立案し、大学や近隣歯科医師会、関係団体などに人的派遣・出務要請を行い、支援物資供給の手配などの需要に応じたロジスティック（後方支援体制）の整備を行った。

被災地内の各種情報の入手は、現地（被災地）支援活動コーディネーターの相沢さんに、歯科医師会会員の動向は、柏崎市歯科医師会の山川尚人先生にお願いした。そして、新潟県福祉保健部健康対策課歯科保健係の清田義和先生とは、県行政からの情報と当方の活動状況について随時情報交換を行った。県歯対策本部では、松崎先生がわれわれの窓口を務めてくださり、きわめて詳細な事項まで連絡を密にとりながら進めていくことができた。また、私は先遣隊として早期に現地（被災地）に入り状況視察をしていたが、その後も適宜現地での

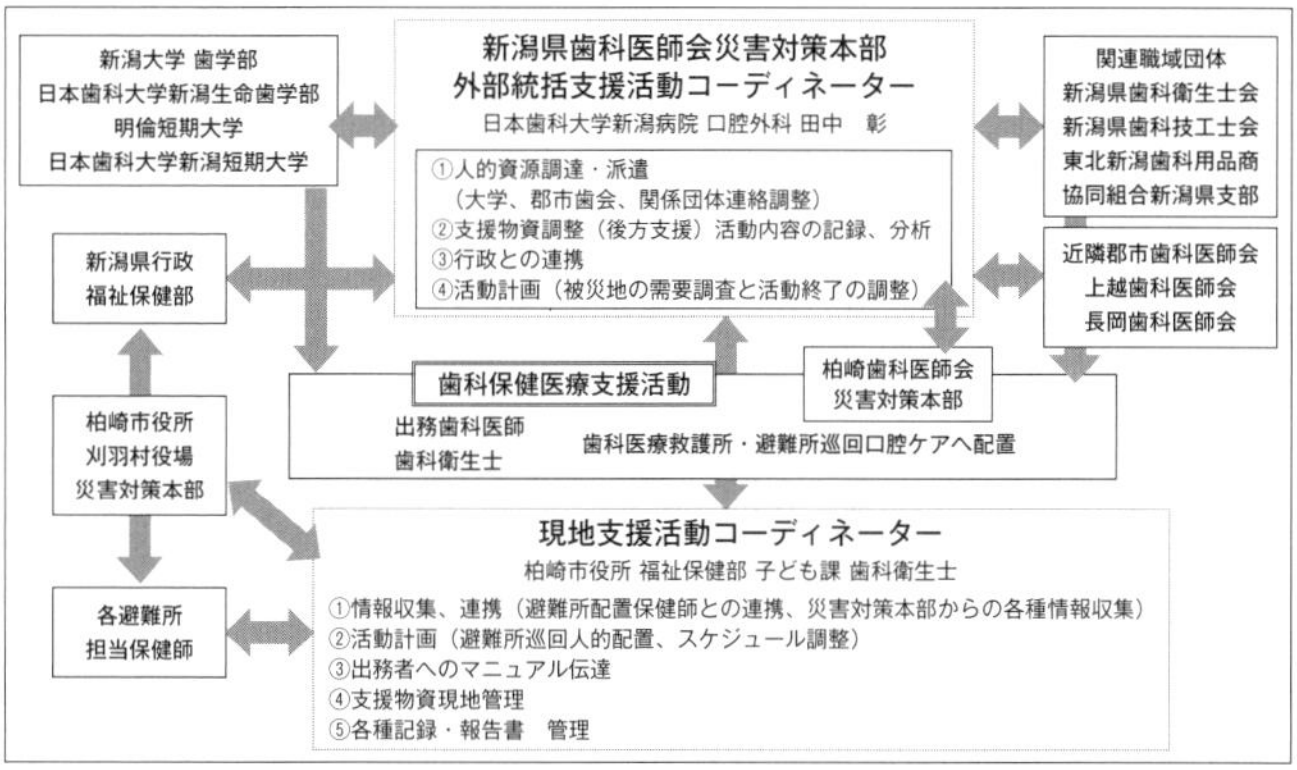

図3　中越沖地震における現地支援活動コーディネーターと外部支援活動コーディネーターとの連携を中心とした活動の概要図。

視察を行い、被災者の状況をみずからの目で判断した。私は中越地震での経験から、避難所の状況は上がってくる情報だけでは判断できないと考えていたので、いくつかの避難所に赴き、水場の様子や掲示物の確認をしながら、歯ブラシなどの充足状況や義歯の洗浄の状況などを被災者に直接聞き取りした。そして相沢さんには、避難所の動向と交通網の最新情報などから巡回する箇所や順路、巡回に適した時間帯などの調整と、各避難所の担当保健師には事前に連絡をとってもらった。また、今回の巡回口腔ケアでは、被災者へのファーストコンタクトを含む口腔ケアの手順書（マニュアル）と記録用紙を整備して、ケアの標準化と巡回記録を残すことを試みた。相沢さんには、このマニュアルと記録用紙の説明と管理もお願いした（図４）。巡回する歯科医師、歯科衛生士は日替わりで出務してくるため、中にはフィールドワークや口腔ケアに不慣れな出務者もいた。被災者へのコミュニケーションに関する質の担保は重要で、不適切な対応が支援活動全体に影響を及ぼす事態になりかねないことを意識した。

もう１つの大仕事が、支援活動の終了時期を決定することだった。

７月19日に開始された歯科医療救護所における応急歯科診療においては、初日に37人が受診した。その多くが歯性の急性炎症で、腫れや痛みで受診した。中には重症者もいて、被災地の災害拠点病院に２人を受診させた。応急歯科診療の広報活動は、相沢さんを通して各避難所の担当保健師に通達したほか、緊急防災無線や「ＦＭピッカラ」を通して行われた。しかし、ライフラインの一部復旧にともない、４日後の23日には柏崎市内の40数件の歯科医院の半数以上が診療再開する予定（柏崎市歯科医師会調べ）となった。この状況を柏崎市歯科医師会と県歯対策本部、行政で検討した結果、歯科医療救護所における応急歯科診療は、23日をもって終了することが決定された。終了に際しては、被災者に配慮して広報活動をしっかり行った。

地域の歯科診療所の再開情報は、柏崎市歯科医師会を通して県歯対策本部が情報を統括し、行政を通して各避難所にポスター、チラシで被災者に情報伝達された。これらの情報は連日

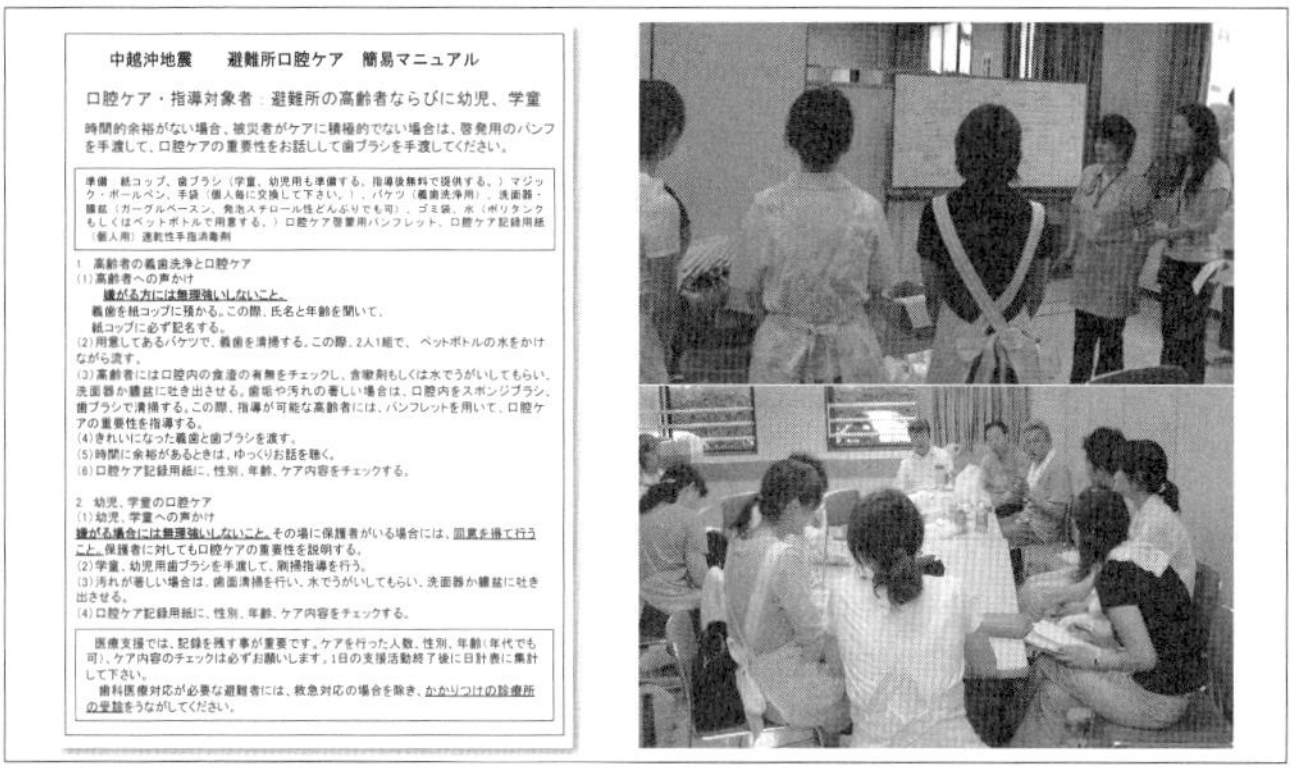
中越沖地震　避難所口腔ケア　簡易マニュアル

口腔ケア・指導対象者：避難所の高齢者ならびに幼児、学童

時間的余裕がない場合、被災者がケアに積極的でない場合は、啓発用のパンフを手渡して、口腔ケアの重要性をお話しして歯ブラシを手渡してください。

準備：紙コップ、歯ブラシ（学童、幼児用も準備する。指導後無料で提供する。）マジック・ボールペン、手袋（個人毎に交換して下さい。）、バケツ（義歯洗浄用）、洗面器・膿盆（ガーグルベースン、発泡スチロール性どんぶりでも可）、ゴミ袋、水（ポリタンクもしくはペットボトルで用意する。）口腔ケア啓蒙用パンフレット、口腔ケア記録用紙（個人用）速乾性手指消毒剤

1　高齢者の義歯洗浄と口腔ケア
(1)高齢者への声かけ
嫌がる方には無理強いしないこと。
義歯を紙コップに預かる。この際、氏名と年齢を聞いて、紙コップに必ず記名する。
(2)用意してあるバケツで、義歯を清掃する。この際、2人1組で、ペットボトルの水をかけながら流す。
(3)高齢者には口腔内の食渣の有無をチェックし、含嗽剤もしくは水でうがいしてもらい、洗面器か膿盆に吐き出させる。歯垢や汚れの著しい場合は、口腔内をスポンジブラシ、歯ブラシで清掃する。この際、指導が可能な高齢者には、パンフレットを用いて、口腔ケアの重要性を指導する。
(4)きれいになった義歯と歯ブラシを渡す。
(5)時間に余裕があるときは、ゆっくりお話を聴く。
(6)口腔ケア記録用紙に、性別、年齢、ケア内容をチェックする。

2　幼児、学童の口腔ケア
(1)幼児、学童への声かけ
嫌がる場合には無理強いしないこと。その場に保護者がいる場合には、同意を得て行うこと。保護者に対しても口腔ケアの重要性を説明する。
(2)学童、幼児用歯ブラシを手渡して、刷掃指導を行う。
(3)汚れが著しい場合は、歯面清掃を行い、水でうがいしてもらい、洗面器か膿盆に吐き出させる。
(4)口腔ケア記録用紙に、性別、年齢、ケア内容をチェックする。

医療支援では、記録を残す事が重要です。ケアを行った人数、性別、年齢（年代でも可）、ケア内容のチェックは必ずお願いします。1日の支援活動終了後に日計表に集計して下さい。
歯科医療対応が必要な避難者には、救急対応の場合を除き、かかりつけの診療所の受診をうながしてください。

図４　中越沖地震の被災地で使用された避難所巡回口腔ケアの簡易マニュアル（左）と、出務前ミーティングの様子。

更新され、ポスターやチラシも適宜更新された。

このように支援活動の終結は、被災診療所の復旧情報や避難所の利用者数などから終了時期を決定する。特に定点診療や歯科救護所の閉鎖時期に関しては、再開した被災地歯科診療所の経営を圧迫する可能性があり、地域医療の崩壊にも繋がりかねない。慎重な対応が必要である。

一方、避難所の巡回口腔ケアは、19日から25日まで柏崎市内（旧西山町含む）、刈羽村の避難所を中心に行われた（図５）。特に被災要援護高齢者が多く収容されている福祉避難所においては、要援護高齢者用の口腔アセスメント（評価用紙）を作成し、継続的な専門的口腔ケアを行うべく体制を整えた。その

ほか刈羽村内3カ所の福祉避難所における口腔ケアを近隣の上越歯科医師会に、そして旧西山町内3カ所の避難所における口腔ケアを、長岡歯科医師会に協力要請を行った。また被災地で保護者の就労や復旧作業により、夏期休暇中の多くの学童や幼児が避難所にいた。歯みがきが十分にできない環境下で、大量の支援物資に囲まれ、菓子パンや清涼飲料を与えられていたため、小児への口腔環境の悪化を危惧し、口腔衛生指導も強化した。25日には、総避難者数が2000余人（新潟県災害対策本部調べ）となったため、巡回チームによる口腔ケアは、柏崎市歯科医師会に引き継がれた。7月19日から25日まで被災地で行われた歯科医療支援活動において、新潟県歯科医師会、新潟大学歯学部、日本歯科大学新潟生命歯学部、明倫短期大学、新潟県歯科衛生士会、新潟県歯科技工士会から歯科医師延べ39人、歯科衛生士延べ78人、歯科技工士3人が出務した。そして、全112カ所の避難所中108カ所（96.4％）の避難所を巡回し、計1583人に対して、口腔ケア・口腔衛生指導を行うことが可能となった。その後柏崎市歯科医師会は、山川尚人先生を中心に避難所の閉鎖まで巡回口腔ケアを継続し、県歯対策本部では、歯科衛生士などの人的派遣、口腔ケア物資の供給などで後方支援を行った。

福祉避難所の被災利用者に対しては、仮設住宅入居や自宅に戻ってからも、要援護高齢者口腔ケアアセスメント記録をもとに、中長期的な口腔ケアを中心とした歯科保健相談や指

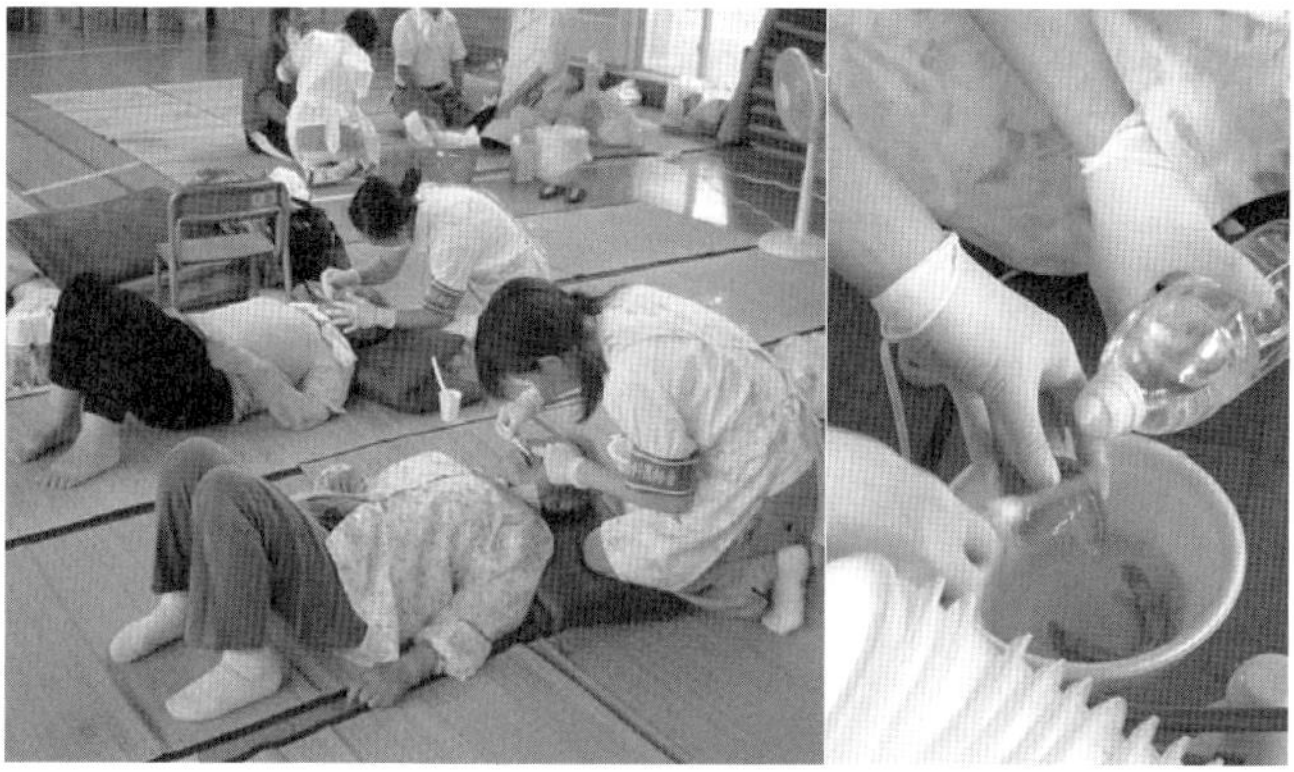

図５　中越沖地震被災地における避難所巡回口腔ケアの様子。口腔衛生状態が不良な被災高齢者には、歯科衛生士による口腔清掃が提供された（左）。義歯は、支援者が２人１組で、被災地外部より持ち込んだ水を用いて洗浄し、被災者に返却された。

導を行う必要性を感じていた。中越沖地震では９カ所の福祉避難所が設置され、延べ46日間で２３３５人が利用していたが、このうち８カ所１３３２人を対象に巡回口腔ケアが行われた。対象者には仮設住宅などでの独居高齢者も数多く含まれていた。被災後の口腔衛生状態はおおむね不良で、アセスメント結果から、継続的な専門的口腔ケアの必要性が高いと判定された被災者が29・５％、継続的な口腔衛生指導管理を要すると判定された被災者は64・４％に認められ、中長期的な歯科保健支援の必要性が示唆された。このため、平成19年10月から開始された健康サポート事業の訪問口腔ケア事業では80人に対し、歯科衛生士による訪問口腔ケアが行われた。

中越沖地震は、局地的な大地震であったた

め、被害が大きい地域が柏崎市、刈羽村、西山町と限局していた。また、東京電力のお膝元でもあるためか、電力をはじめとするライフラインの回復は早期であり、避難所の閉鎖や診療所の再開時期も早かった。また、中越地震の大きな課題であった現地コーディネーターの設置により、巡回口腔ケアを軸とした歯科保健医療支援活動は、中長期的な視点に基づいた福祉保健所の避難高齢者の経過観察も行うことができた。限局的で短期的な活動であったが、コーディネーター導入後の支援活動のモデルケースを示すことができた。

しかし、残った課題が2つあった。1つ目が医療チームとの連携である。保健師との協働は可能であったが、中越沖地震で初めて設置された医療コーディネーターとの協働が行われなかった。各地から派遣され、発災後48～72時間以内の超急性期に活動する救命治療、広域搬送を主目的とするＤＭＡＴや、その後を引き継ぎ業務を行うＪＭＡＴ（Japan Medical Association Team：日本医師会災害医療チーム）に、歯科医療従事者が参加して被災地入りする例は非常に稀で（＊1）、これらのチームと中長期的に連動できることが課題として残った。2つ目の課題が、広域災害時にコーディネーター制をいかに運用し、被災地で需要を分析し、どのように人的資源を送り込むか、後方支援体制の問題であった。これは、国や日本歯科医師会などの全国組織レベルでの対策が必要な事項であった。

おわりに——阪神・淡路大震災からの思いを繋いだ者として

平成23年3月11日、私は学会で熊本に滞在していた。九州新幹線開業日を翌日に控え、熊本市内は祝賀ムード一色であった。しかし、終了間際の学会場中を駆け巡る東北地方の地震の情報に慌てて宿舎に戻り、東日本大震災の被害の甚大さを知った。広域大災害、課題として残っていたものが未曾有の形で起こってしまったのだ。

翌日の夜、空路で新潟に戻ると、福島から多くの被災者が避難し始めていた。新潟県内には、最大で9000人を越える被災者が避難し、県内各所に避難所が設置された。そこで新潟県歯科医師会災害対策本部は、いち早く各避難所に歯科医療相談窓口を設置し、歯科医療需要を分析し、必要に応じて巡回口腔ケアを開始した。また、避難生活における口腔ケア啓発ポスターを本学と共同で作製、配布し、被災地の歯科医師会にも提供する体制を構築した（図6）。このように被災地周辺の歯科医師会にも集団移転や広域避難といった新たな避難体制がとられ、対応が求められる事態が生じた。

東日本大震災では、被害規模が甚大で広域のため、まず歯科的身元確認の需要が高まり、

＊1 **〈JMATへの歯科医療従事者の参画〉** 平成28年熊本地震では、4月18日に開催された被災者健康支援連絡協議会において、日本歯科医師会はJMATへの歯科の参加を要請した結果、鹿児島JMATに歯科医師、歯科衛生士各1人が参加し、被災地に派遣されることとなった。

歯科保健医療支援活動は出遅れた。広域災害時の支援体制の不備、危惧していた事項がすべて顕在化したといえよう。しかし、そのような状況下でも、地域の歯科医師は立ち上がった。岩手県では、内陸部の歯科医師や岩手医科大学歯学部の歯科医師が、沿岸部の支援に赴いた。宮城県には、山形県歯科医師会が人的派遣を行い、東北大学歯学部の歯科医師とともに支援活動を行った。私も、3月下旬に被災地の気仙沼市と南三陸町に入り、避難所や介護保険施設の支援を行った（図7）。口腔外科所属員の1人が気仙沼出身で震災後帰省し、単身支援活動を開始していたため、その後方支援として赴いた。いまだ周囲からの歯科保健医療支援活動が本格化していない状況の中、現地の状況を全国に発信する必要があり、そこで私が見たものは、被害は甚大であるが、避難者や施設が抱える歯科保健医療の需要は、われわれが経験したものと同様であった。ただ、長期化と交通網の寸断にどのように対応して、だれがコーディネートして、どこからどのように介入するかが問題であった。

その後、日本歯科医師会は、歯科保健医療コーディネーターの養成と広域大災害に対応した災害歯科保健医療コーディネート体制の構築を目的として、平成24年度から全国において、本格的に災害コーディネーター（災害歯科保健医療・身元確認）研修会を開催している。広域災害に備えて、地域の地理的要素や大規模な海溝型震災の被害想定をもとに、全国を7地区のブロックに分け、ブロック内で被災県を非被災県がバックアップする体制を導入した。

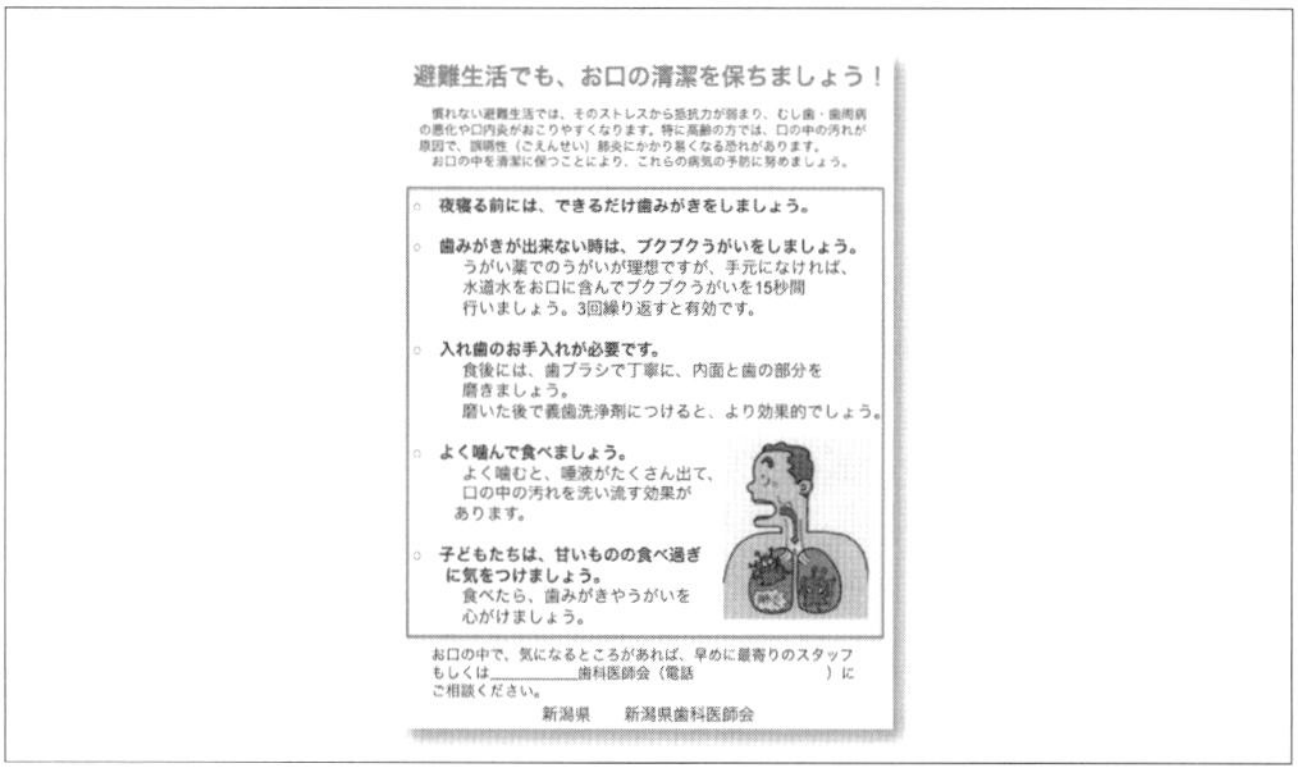

図6　東日本大震災に際し、新潟県と新潟県歯科医師会が新潟県内の広域避難者向けに作製した口腔ケアの啓発ポスター。その後、被災地向けに改変され、被災３県の歯科医師会に提供された。本ポスターはその後、熊本地震でも活用された。

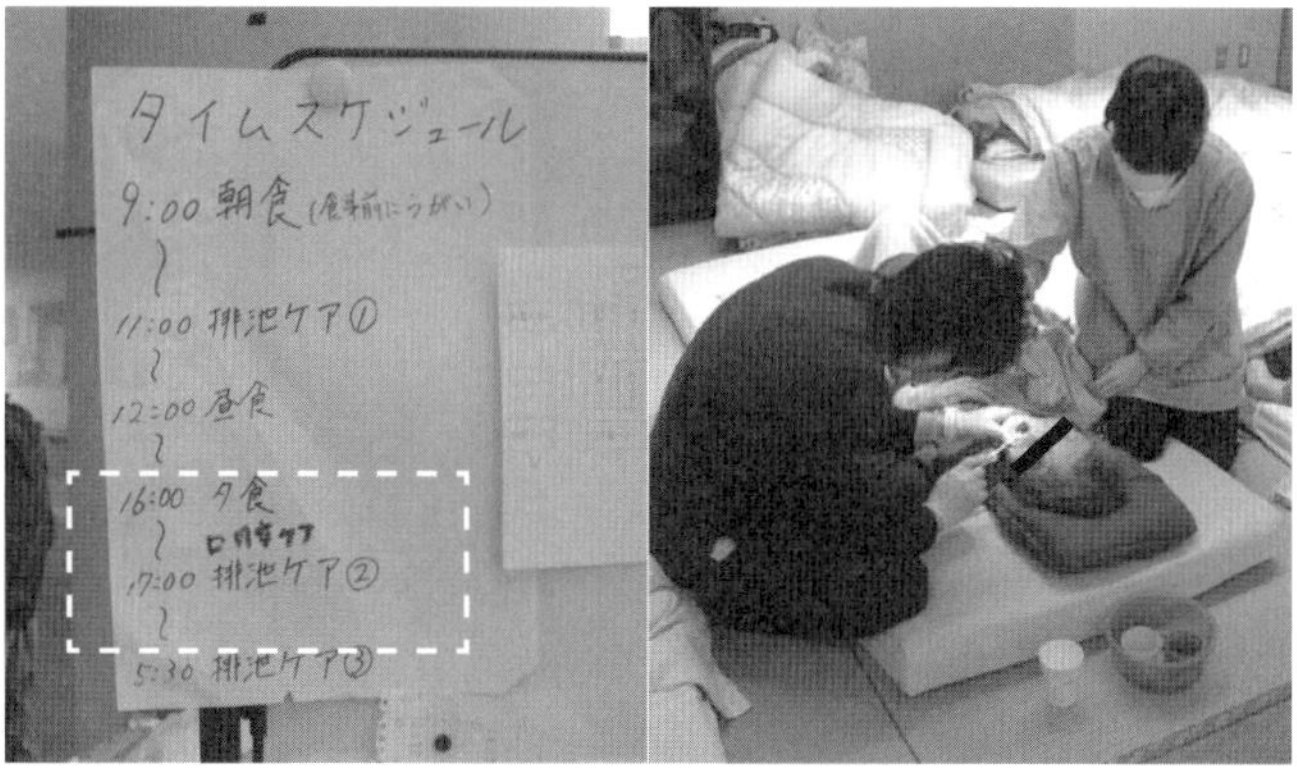

図７　東日本大震災被災地の某介護保険施設における巡回口腔ケアの様子（右）。定員の２倍近い利用者を収容しており、介護者のマンパワー不足が危惧されていた。口腔ケア介入後、施設のタイムスケジュールに口腔ケアが加えられた（左）。

被災県の県歯科医師会の被害が大きい場合、被災地ブロックの幹事県歯科医師会が外部統括支援コーディネーターとして、日本歯科医師会のコーディネーターと連携し、被災地歯科医師会を当面バックアップする仕組みである。この仕組みが早期に定着することが望まれる。

私は、中越、中越沖、東日本と３つの震災現場に足を運び、多くの人に出会い、学び、そして現場の空気を感じて、歯科保健支援活動の方向性と可能性、そして災害現場における支援活動のコーディネーションのあり方について考えてきた。それらの現場で出会った多くの歯科医師、歯科衛生士は、歯科医療従事者としての誇りをもち、被災者の全身と口腔の健康維持を第一に考えて熱心に活動していた。他の医療従事者と同様に優秀な支援者であった。

当初、被災地で能動的に活動するＤＭＡＴをはじめとする医療支援従事者の姿に感銘し、被災地における歯科医療従事者としての社会的責務や他職種との協働に重きをおきながら被災者への歯科保健医療に従事してきた。そして中長期的には、災害関連疾病の予防や健康維持増進のために支援活動体制を構築することに力を注いできたが、いつしか優秀な支援者が支援活動を終えて去ったあとに、被災地域に宿る光と影にも目を向けるようになっていた。

外部から被災地に入り支援活動に従事する者、みずから歯科医業を営む被災地で支援活動に従事する者、その崇高なる医療者としての姿勢は、誉め称えられこそあれ、批判の対象とすべきではない。しかし、災害を契機に注目を浴び、多くの他地域の歯科医療従事者が入り、さまざまな支援活動が展開されていく。すでに活動の概念は定着しつつあるので、被災者の健康を第一義に、地域の被災前の歯科保健医療事情や抱えていた問題などには、たいして目を配られることなく進んでいく。

私は、一部の被災地域の歯科医療従事者が抱く戸惑いや懸念の声は、かき消されたまま埋没しているのではないかとの恐れを抱いた。支援活動を契機に、新たな歯科保健医療体制の構築や普及、他職種との協働関係の成熟が見られることは少なくない。それは、支援活動が地域歯科保健医療にもたらす代表的な正の側面であろう。しかし、一方で診療所の被害状況や医療保険の減免措置、新たな歯科保健医療体制への対応状況は、地域内の歯科医療従事者間の格差を生み、支援活動への参加、協力状況や意見の相違などによる潜在的なわだかまりが生じる可能性は、負の側面として忘れてはならない。災害コーディネーターは、このことをつねに頭の片隅におくべきだ。

私は、新潟県中越地震に遭遇し、支援活動と阪神・淡路大震災を経験した先生方との交流や提言により、多くのことを学ばせていただいた。この活動が新たな価値観を生み、人生のターニングポイントとなった。そして不幸にも、中越沖地震という災害に再度遭遇したことで、中越地震の時に残した課題や思いを繋ぐことができた。しかし、災害にかかわる現場には、被災者のために活動しながらも「個人」「組織」「地域」の思いが交錯し、それぞれに正負の側面が見え隠れすることを忘れてはならない。多くの災害を経て、災害歯科医療を専門職とする人々が出てきている。私は、阪神・淡路大震災の思いを繋いだ者の一人として、それらの人々に、熱い心をもちながら、冷静な眼で被災地を俯瞰する専門家であってほしいと願っている。

稿の終わりに、私の被災地における各種災害支援活動に、多大な理解と支援をくださった日本歯科大学理事長・学長である中原 泉先生をはじめとする学内諸先生方に深謝するとともに、中越地震、中越沖地震に際して、新潟県歯科医師会の専務理事、会長として被災地にともに赴き、コーディネーターとしての私を支えていただいた故・岡田広明先生に感謝と哀悼の意を表したい。

第3章　「使命」生還者に与えられた役割

斎藤政二（南三陸病院）

その場で生き残るためにやれることをやる

平成23年3月11日、それ以前の私は、人生をどのように考えていたのだろうか。さして考えていなかったのか、明瞭に思い出すことはできない。取り立てて趣味もなく、それまでの50年と6か月を平凡に生きてきたような気がする。健康には恵まれていて、大病を患うこともなく、体調不良を理由に仕事を休むことさえ一度もなかった。平成21年、父親の死に直面してからは、死生観らしきものは芽生え始めていたが、自分の死について考えることはなかった。ごく普通の病院歯科医師というより、小さな田舎町の唯一無二の病院に勤務する、地域に埋もれた地味な歯科医師であった。

宮城県の北東部に位置する南三陸町は、平成17年、志津川町と歌津町の合併により誕生した。文字通り、三陸海岸の南端で太平洋に面し、水産業を生業の中心とする、人口1万7666人（平成23年2月末）の小さな町であった。

私が勤務していた公立志津川病院は、東棟4階、西棟5階構造、正面玄関を南（海側）に向けた横長の建物で、外来診療室は主に1～2階、入院病室は3～4階にあり、西棟5階の会議室からは200m程先にある海を直接眺めることもできた。昭和35年のチリ地震津波の際、旧志津川町の被害は大きく、41人の犠牲者が出た。その時に病院を襲った津波の高さは2・

８ｍだった。その経験から作成された防災マニュアルでは、最大６ｍまでの津波しか想定されてなく、大津波警報が発令された場合は３階以上に避難すれば良いことになっていた。今になって振り返ってみると、この避難設定の甘さにだれも気づくことなく、それで充分と安心していたのかもしれない。６ｍを越える津波など、私自身想像もできなかった。

３月11日、午後２時46分、週の終わりに近づく金曜日、いつもと変わらぬ時の流れに疑うすべもなかった外来診療中に、巨大地震は発生した。その縦揺れの激しさに、倒れないようにバランスをとるのが精一杯で、みずから体を動かすことはできなかったが、建物の倒壊はなく、死に対する恐怖心が湧いてくることもなかった。その３分後に６ｍの大津波警報が発令され、避難を呼びかける町の防災無線放送が流れた。直ちに、患者を３階より上に誘導したが、午後３時14分に修正アナウンスされた10ｍの大津波警報は聞こえなかった。病院内では場所により防災無線放送が聞こえないところがあったようだ。そのようななかで、どれだけの人間が想定外の津波に対応できたのか。実際には10ｍをさらに上回る津波が襲来した。５階会議室に避難して、スマートフォンで撮影した映像記録によると、その姿が道路向かいの家並みの間から見え始めたのは、地震発生から42分経過した午後３時28分であった。凄まじいパワーとスピードで襲いかかり、車や住宅を木の葉のように流し、あらゆる物を破壊しながら、たったの５分で町を水没させた。そして、多数の尊い命をも容赦なく無差別に奪い去った。病院は4階まで波に呑まれ、5階に避難した者は助かったが、マニュアルに従い3～4階でベッド上安静にしていた入院患者63人と職員4人は犠牲になってしまった。津波が町を破壊しながら発する地響きや轟音、階段から吹き上がる異臭、5階でパニック状態になった人々の悲鳴は、まさに阿鼻叫喚の世界であった。生まれて初めて、命の危機を本能で感じ、自分の死を意識した瞬間だった。

水没し孤立した病院の5階で、津波から逃れた生存者232人が体を寄せ合いながら過ごした。災害時用の衛星電話があったが繋がらず、SOSを発信できなかった。病院からは、防災対策庁舎を含む町の中枢機関が全滅しているのも見えたため、完全に孤立したのがわかった。それはあたかも、病院という名の大きな船が、太平洋に漂流しながら救助を待つような状態だった。ライフラインが断絶し、薬剤や医療器具もないなか、寒がる入院患者にカーテンなどありったけの布を掛け、看護師が体をさすっていたが、低体温症などで7人が死亡した。暗闇のなか懐中電灯とペンライトが数本あったが、これらは余震のたびに点灯して、恐怖を軽減させるのに役立てた。2～3本あった500mlペットボトル入りの水は、脱水に弱い老人や子どもたちに少しずつ分け与えた。また、3時間毎に、深部静脈血栓症予防のため、足踏みや両手を上げるなどの運動をした。冷蔵庫のように寒い部屋で発する人息や体温の温もりは、生きている証と感じられ、互いに交わす励ましの声は、生きるための勇気になっ

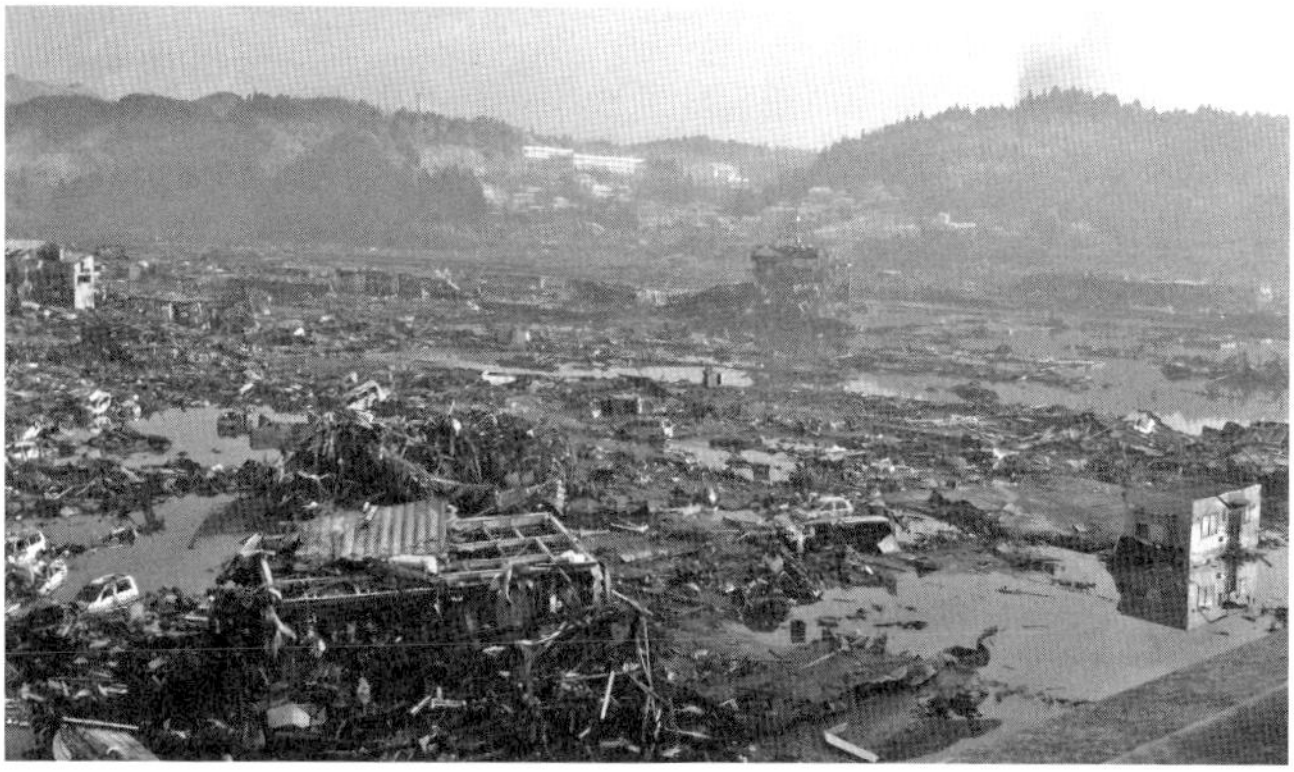

図１　３月12日午前６時58分、病院５階から山側に向けて撮影。町の中心部は全滅し、まるで台所の排水口に溜まった生ゴミのようになっていた。目の前の光景を受け入れることができず、茫然自失となった。防災対策庁舎は鉄骨だけとなっていたが、生存者が確認できた。

た。繰り返す余震の恐怖もあったが、「明るくなれば何とかなる」と、ひたすら思い続けることができた。

暗黒の夜を越えて明るくなってからは、患者情報（名前、年齢、疾患名、栄養摂取経路など）を紙に書いて、それぞれの患者の胸に貼り、救出搬送の順番を決めるトリアージ作業を行った（**図１**）。

そして、地震発生からおよそ21時間が経過した３月12日、午前11時54分、自衛隊の救助ヘリコプターが病院屋上に到着した（**図２**）。壊滅し廃墟となった町の静寂を切り裂きながら、暴風、轟音とともに近づくヘリコプターに、嵐のような歓声が沸き起こった。後で調べたところ、このヘリコプターは陸上自衛隊のＵＨ６０ＪＡで、全長19・76ｍ・ローター直径が16・36ｍもあり、狭い病院屋上に着地させたパイロットの技術は、神業としかいいようがなかった。下手すると、ヘリコプター自体も損壊し病院も倒壊してしまうリスクの中、ダーツの名人が的の中心を射止めるように着地した。そして、建物に負荷をかけないようエンジンを止めることなくホバリングし続け、患者をヘリコプターに乗せ搬送を開始した。ヘリコプターは、40㎞離れた災害拠点病院（石巻赤十字病院）との間でピストン搬送を続けたが、10人ほどの患者を残し、日没とともに姿を見せなくなった。そこで、患者と職員の合計50数人は、もう一泊、病院で過ごさなければならなくなった。だれもが落胆を隠すことはできなかったが、翌日の救助を信じて会議室にある物品を並べ替え、残された患者を職員が取り囲むようにして新たな夜の準備をした。救急隊が運んできた、おにぎりと飲み水の確保はできたものの、人数が少なく広くなった会議室は前日より増して寒かった。ウトウトしては寒さで目が覚め、またウトウトする。静まり返った2度目の夜は、そのような浅い眠りをもうろうと繰り返しながら朝を迎えた。そして、3月13日、午前6時55分、最後の患者を搬送するヘリコプターに内科医・菅野 武先生と同乗して、今にも崩れそうな病院を脱出した。

発災から病院脱出までの救助活動において、歯科医師としての専門性は必要とされなかった。しかし気がつけば、全職員が互いに助け合いながら1人でも多くの命を救おうと、ほとんど何もない環境の中で生きるためにやれることをやっていた。病院職員としての「理性」と、

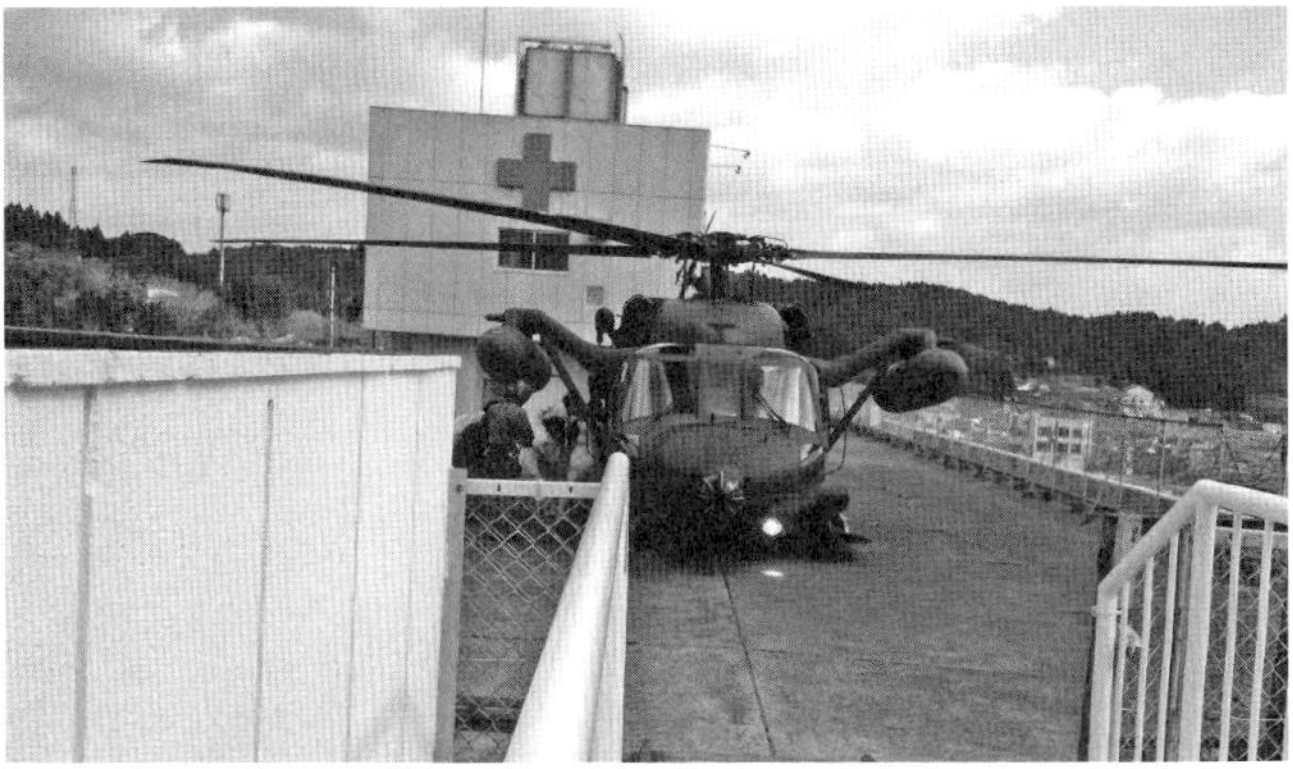

図２　３月12日午前11時54分撮影。自衛隊の救助ヘリコプターが東棟屋上に到着し、患者搬送が始まった。前後左右とも、ぎりぎりのスペースに着地しているのがわかる。

生きたいという「本能」が体を突き動かした3日間であった。

まずは避難（脱出）、それから再生

ヘリコプターが病院屋上から離陸し、空を飛んだ瞬間、初めて助かったという実感が湧いてきて涙がこぼれそうになった。同時に壊滅した沿岸部、海と陸との境界がなくなった町並みを上空から眺めながら、ただただ途方に暮れていた。

石巻にあった自宅は津波被害を逃れ残っていた。自宅へ戻り家族の無事を確認した時は一時的に緊張がほぐれたが、津波被害の衝撃は、何ともいえぬ敗北感や精神的打撃として、荒波のように繰り返しやってきた。それに加えて、車が流出し南三陸町への移動手段もなくなってしまったことが、私を恍惚とさせていた。それでも徐々に、手術後に糸が付いたままの患者や口腔内創部にガーゼを挿入したままの患者などが思い出され、何もできないもどかしさと南三陸町へ戻れない焦りが沸々と湧いてきた。目を閉じると患者や知人の顔が浮かび、津波を逃れ生き延びているだろうかと、それぞれの命が心配になってきた。そのような時、私の苦悩を察した整形外科医・鈴木 隆先生がハイブリッド車で迎えに来てくれた。震災から13日目の3月23日のことだった。鈴木先生は、公立志津川病院院長として病院再建のために、いち早く病院職員の陣頭指揮を執られた。正義感にあふれ、的確な判断力と強烈なリーダーシップを有する先生である。南三陸町に向かう車の中で、避難所の様子や職員の活動を聞き、これから病院再建をどうしたら良いかなどを話し合った。峠を越えて南三陸町に入ると、目に映る風景は津波被害に遭った区域から様変わりした。瓦礫だらけで以前の町が思い出せないほど何もない。一瞬にしてこのような状態になるのは、原爆以外にはないと考えていたが、津波の恐ろしさを初めて知り、人間のひ弱さと過去には戻れない悲惨な現状に涙がこぼれた（図３）。

避難所に到着すると、そこにはどん底の状況でも一生懸命に生きようとしている町民の姿があった。久しぶりに顔を合わせると、「先生！　生きてて良かったなぁ！」と歩み寄ってきてくれる。男性は、ほとんどが髭面になっていて、よく見ないとだれだかわからなかった。

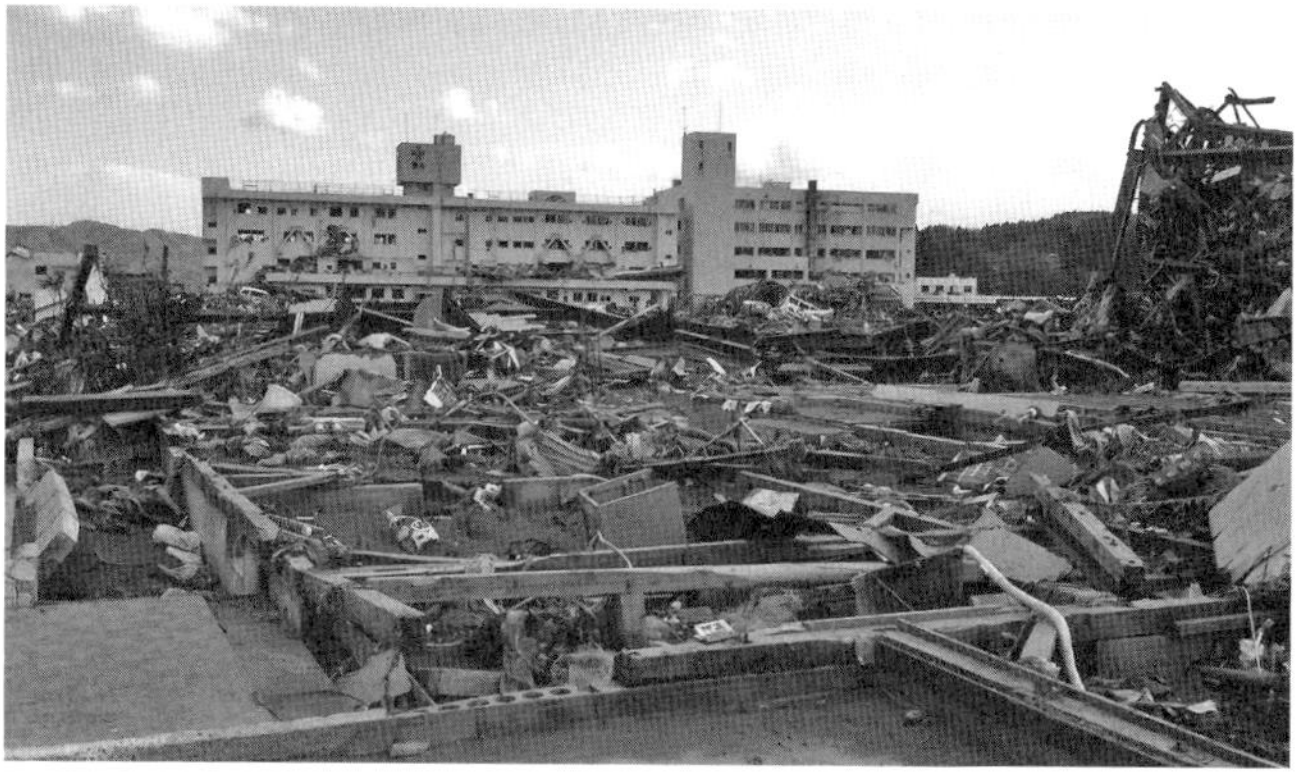

図３　３月２３日、山側から撮影した公立志津川病院全景。左が４階建ての東棟、右が５階建ての西棟。４階まで津波に呑まれたため、窓ガラスが割れずに残っているのは西棟５階だけだった。

女性はといえば、皆が化粧なしの素顔のままで、これまたわからない人が多かった。それでも、生きていればだれでも良かった。生きていることが幸せだった。会う人会う人に「お互い生きてて良かったなぁ！　とにかく頑張ろう！」と挨拶を交わした。そのような町民との再会やその時の笑顔が、私の中に眠っていた医療人としての魂を呼び覚まし、「この町の歯科医療を再生させなければならない」と固く決意させた。

現地へ戻り、町民と想いを寄せ合うことで、迷いのない再生への道は開かれた。

地域における究極の病診連携

津波により、すべての医療施設（６医科診

療所、5歯科診療所、(公立志津川病院)を失った町では、最大の避難所となった山頂の総合体育館・ベイサイドアリーナの中に、救護所ができていた。一方、歯科医療は診療器材が何もなく、しばらくは手も足も出せずに、ただ燻っているだけであった。

震災から10日目の3月20日、そのような燻りに火を付けたのは、宮城県栗原市の開業歯科医・近藤公一郎先生だった。栗原市は、岩手・宮城内陸地震(平成20年)の際、もっとも大きな被害に遭った地域だが、そこで被災経験のある近藤先生が、今回はみずからの意志でいち早く行動し、訪問歯科診療車を提供してくれたのだ。それを受けた、志津川地区で避難生活を送っていた開業歯科医・阿部公喜先生は、携帯電話で歯科医師会同期の歌津地区・小野寺 勉先生に連絡を取った。携帯電話はこの頃ようやく電波が繋がり始め、2人の間でもこの日初めて連絡がついた。安否のわからなかった小野寺先生分が「はい、もしもし」と出た瞬間、阿部先生が発した第一声は「何やってんの?」だった。相手の生存を確認できた喜びの感情を出さずに、さりげなく呼びかけるその会話は、仲の良い2人のあうんの呼吸を感じさせる。長年にわたり地域歯科保健医療を担ってきた盟友の証でもある。この2人が、近藤先生の訪問診療車を利用してベイサイドアリーナ前で診療を開始した。

それを知った町内の歯科関係者は自発的に集まり出し、われわれ病院歯科スタッフも加わり、1つの歯科医療チームができあがった。震災前は紹介状のやり取りに従って患者治療の

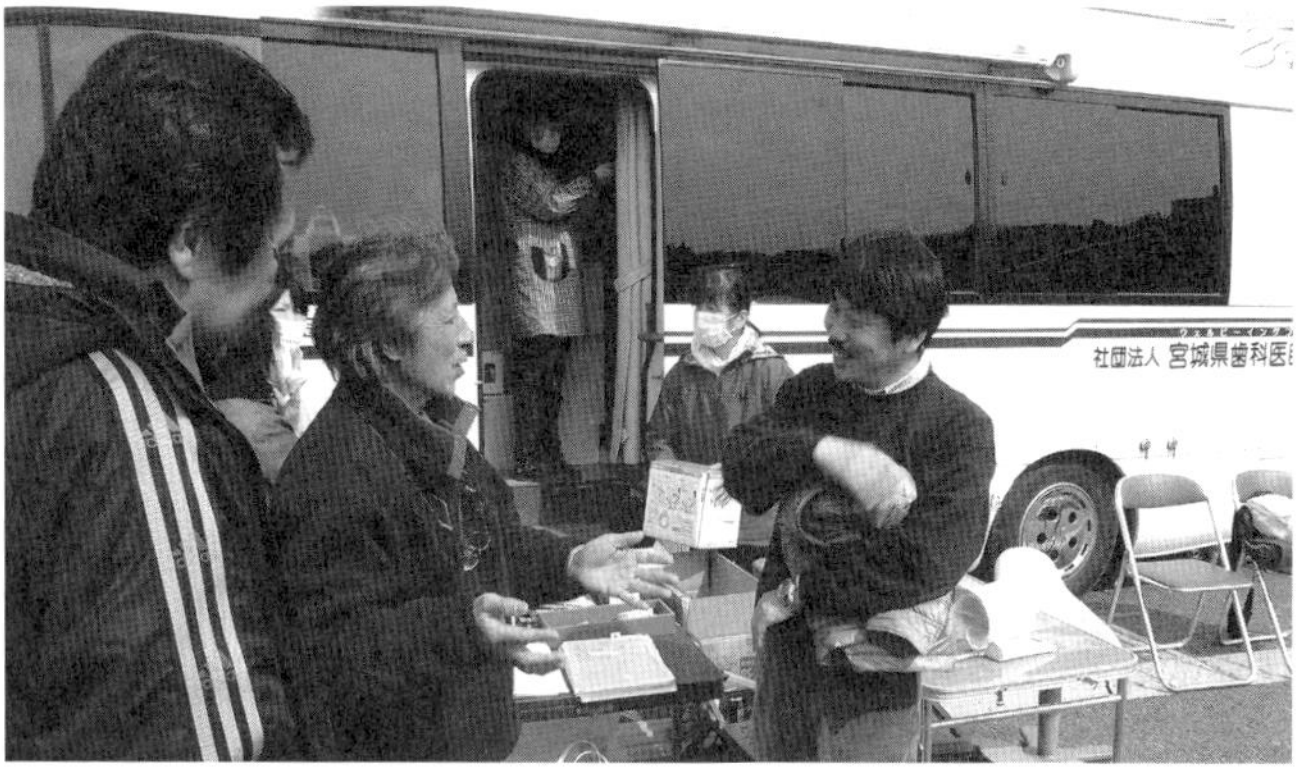

図４ ３月30日、診療バス前でその日の役割を決める朝の青空ミーティング。左から阿部公喜先生、小野寺 勉先生、筆者（門井謙典先生撮影）。

協力をする、ごく普通の病診連携で繋がっていた面々が、今回の震災でほぼ同じ境遇になり、同じ場所で顔を合わせ、同じ器具を使い、共同で診療することになった。それは、歯科医師のみならず歯科衛生士や歯科技工士など同じ志をもった歯科医療スタッフによる、病院と診療所の垣根を越えた、地域における究極の病診連携であった。そこには一次医療と二次医療の概念はなく「目の前で病んでいる人を治したい」という医療の原点のみが存在した。

そしてその強力な結束の元に、宮城県歯科医師会から歯科診療バスも提供され、災害歯科医療が構築されていった。毎朝、ベイサイドアリーナ前に集合し、いわゆる青空ミーティングで日替わりの役割分担を決め、そこでの診療バスによる定点診療と訪問診療車を利用しての避難所巡回診療を行った（図4）。診療バスの前にテントを張り、受付、カルテ書きを行ったので、ほとんどが屋外で活動するようなものだった。普段は屋内でばかり仕事をしていたので、寒空の下でも顔が微妙に日焼けして黒くなっていくのがわかった。寒さに加え、強風、雨そして雪の日もあり、容赦のない自然の厳しさを思い知らされた。昼には避難所で配給された食事を皆揃って、外で食べるのが恒例だった。そのメインメニューは、毎日のように決まってジャムのサンドイッチであった（図5）。過酷な環境での診療、そして一緒になってわいわいと話をしながら食べた昼食は、何ともいえぬ連帯感をもたらした。

避難所での災害歯科診療すなわち究極の病診連携は、文字通り「同じ釜の飯を食う」仲間によって築き上げられた、生涯忘れることができない地域歯科医療となった。

災害医療と災害歯科医療の相違点および連携

南三陸町では、すべての医療施設を失ったばかりでなく、町役場、消防署、警察署などの中枢機関も壊滅した。ライフラインも断絶し町全体が闇に包まれたなかで、災害医療は灯火を絶やすことなく展開していき、その絶え間ない活動には目を見張るものがあった。孤立し

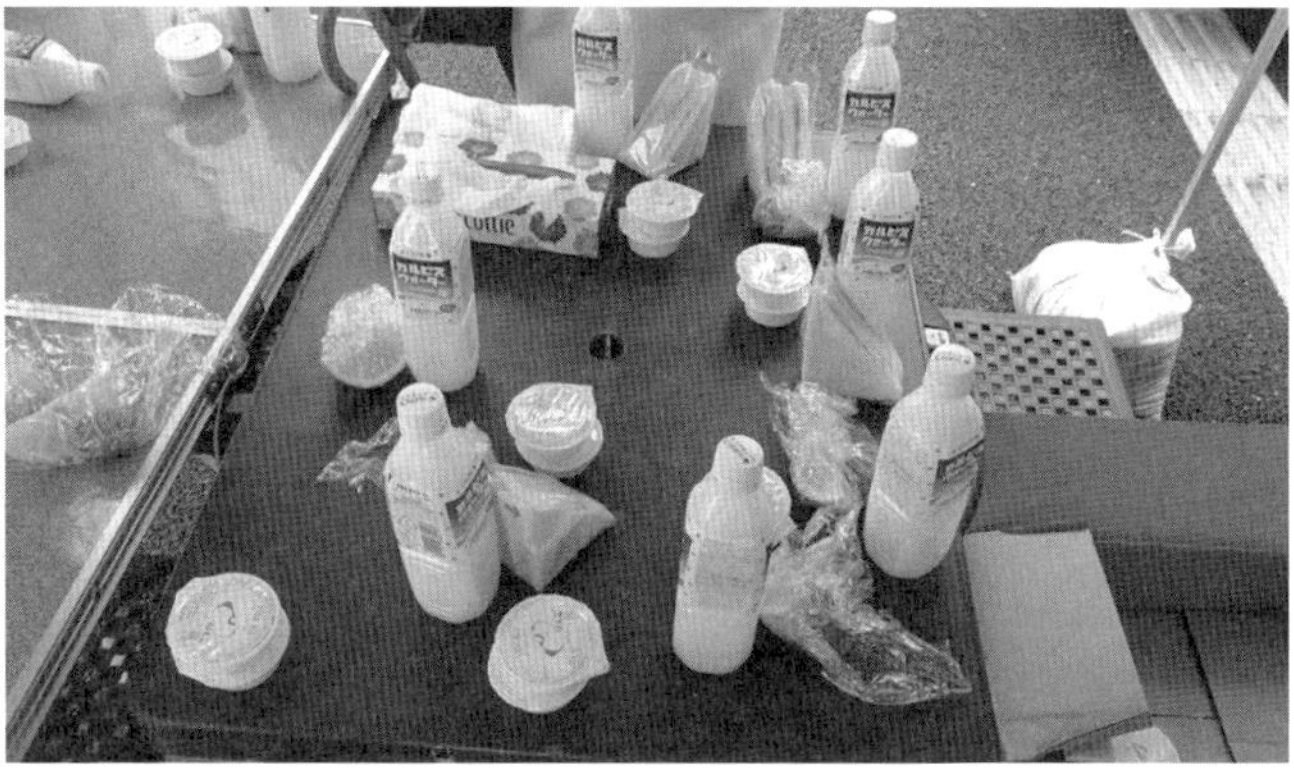

図５ ４月20日、診療バス前に設置したアウトドア用のテーブルに置かれた昼食。主食はジャムのサンドイッチで、支援でいただいた命を繋ぐ食事であった（山内健介先生撮影）。

た病院で救助活動を行った職員は、ヘリコプターに患者と同乗した一部を除いて３班に分かれ、３カ所の避難所へ歩いて脱出した。その際の班構成は、避難所での救護活動を考慮してできるだけ医療スタッフが均等になるようにした。また、すでに町内の開業医師・医療スタッフが避難していると情報が入った所へは行かず、少しでも多くの避難所に医療スタッフが配置されるようにした。このようにして、いくつかの避難所内に救護所ができていった。

ベイサイドアリーナ内の事務室には災害対策本部が設置され、行政職員、警察署員、消防署員が詰めていた。そして、隣接したトレーニングルームには救護所ができて、その中に医療統括本部が立ち上がった。まさに町の維持再生のための中枢組織がすべてここに集約された。

医療統括本部は、国内外から集まった多数の医療支援チームやNPO団体に支えられながら災害医療を展開していった。震災前は閑散としていたベイサイドアリーナは、津波から逃れた避難町民と、彼らの命を繋ぎ続けようと集まった支援者でごった返していた。

避難所は50カ所にも及んでいたが、医療統括本部の指揮の下、すべての避難所に医療支援チームがもれなく割り当てられた。さらに、全医療チームが一堂に会する朝のミーティングと夕方の報告会を毎日繰り返し、情報の一元化管理を行っていた。それによって、刻々と変化する避難所状況を把握し、情報の錯そうはなかった。また、医療統括本部内の、サーベイランス担当、医療物資担当、事務担当には、非医療人員が充足していて見事に機能していた。そして、公衆衛生部門の保健師チームとも協調し、同じ屋根の下に存在する災害対策本部や救急隊とのコミュニケーションもスムーズであった。その他、ありとあらゆる困ったことに対して、NPO団体などが縁の下の力持ちとしてサポートしていた。たとえば、救護所の診療ブース、受付、待合室、トイレ、薬局、そして不休で働く医師や看護師の休憩場所を整備したのは、NPO団体とボランティア大工であった。

一方、災害歯科医療は災害医療チームや公衆衛生部門と独立した状態で、後手に回った。活動場所を確保することも困難で、迷いもあり、未熟さを露呈したといわざるを得えない。

周囲からもなおざりにされた感があり、NPOや非医療支援団体が集まることはなく、避難所の様子を取材に来たテレビクルーも歯科診療バスの前は素通りすることが多かった。ほとんどの業務を被災者である地元歯科医療スタッフがやらねばならず、全避難所に足を運んでの状況確認と、それらの情報を一元化管理することなど、到底できなかった。そのため、情報が錯そうし混乱することも少なくなかった。時間とともに変化する必要物資の確保も満足にできず、いつまでも歯ブラシとマスクが送られて来る状況の中で、診療器具は乏しかった。とにかく人手不足で疲弊は避けられない状態であった。

私は歯科医師として災害歯科医療に携わりながら、病院職員として医療統括本部内でも活動していた。毎朝9時に医療統括本部を訪れ、そこで避難所の状況や歯科支援に関する情報を入手するとともに、歯科診療状況も伝え、医療チームとの連携を図っていた。日替わりの避難所巡回診療の予定は、前もって現地で活動している医療チームを通して避難所に伝えていた。避難所の中には、普段はそれぞれの自宅にいるが、食事や医療チームが来る時間帯だけ避難所に集まるということもあったので、効果的に診療を行うためには、医療チームとの連携は欠かせなかった。

本震災における災害歯科医療の反省点は数多くあるが、その中で1つ挙げるとすれば、災害医療との連携であろう。歯科医療チームも、被災地現場においては、薬剤師チームや公衆衛生部門の保健師チームと同様に医療統括本部へ最初から積極的に参画し、災害医療という枠組みの中で連携を取りながら、活動すべきであったと反省している。震災直後の歯科医療の需要は少ないかもしれないが、救護所には口腔内の痛みを訴えて来た被災者も見られた。何よりも情報やマンパワーそして医療支援物資を共有しながら、歯科情報を発信すれば、今回経験した人的および物的資源不足の問題点はかなり解消されたと思われる。そのためには、他科の先生と顔の見える関係にある病院歯科医の役割は大きい。災害医療の活動拠点は、地域の基幹病院になることはいうまでもない。そこで災害医療の流れに乗り遅れることなく連携しながら災害歯科医療を立ち上げることが、病院歯科医としての重要な役割であった。

災害医療と災害歯科医療との間にある溝を埋めながら、コ・メディカルスタッフとともに平時のようなシームレス医療を行うには、初動時からの連携が欠かすことのできない条件であった。その大切な時期に、町でたった1人しかいない病院歯科医である私は、石巻の自宅で南三陸町に戻ることができず恍惚としていた。その数日間は、悔やんでも悔やみきれない空白の日々として、今もなお私の心の中に残っている。

支援チーム受け入れと現場における調整

外部からの歯科医療支援チームは、３月25日から南三陸町に入ってくるようになった。歯科医師会経由、医療統括本部経由、そして直接当地に飛び込んでくる場合など、さまざまなルートでの支援チームが存在した。ただでさえ混乱している被災地現場に、とにかく何かをしたいという情熱にあふれ、土地勘のない外部からのチームが無秩序に活動すれば、現地はさらに混乱する。そこで、支援チームの受け入れと現場における調整を、地元の歯科医師として行わなければならなかった。

活動日程については、こちらの希望が通らないことが多かったが、宮城県歯科医師会経由で入る支援チームは、すでに調整されていて、複数のチームが重なることなく整然としていた。しかしながら、その他のルートで入ってくるチームは偏りが見られ、４月末から５月上旬に集中していた。私はこの頃まで、支援チームの調整を行った。

震災直後の避難所は大小50カ所もあり、状況が日々変化していたので、歯科医療ニーズは予測できなかった。しかしその状況の中でも明らかに必要と考えられたのは、口腔ケアであった。水道が使えなくなった町では、飲み水以外に歯ブラシやうがいに使う水の余裕がなく、口腔ケア用品も少なかった。食品も少ないなか、支援により送られてきたチョコをはじめとするお菓子類は比較的認められたため、口腔衛生状態の悪化は容易に想像できた。また、避難所では寒さの中、日中でも毛布をかぶって横になっている人が多く見られた。特に普段から誤嚥性肺炎のリスクの高い高齢者には、喫緊の問題として口腔ケアが必要と思われた。そこで、これまで歯科医療チームが足を運んだことのなかった避難所に支援チームを派遣して、歯ブラシや入れ歯ケースなどの口腔ケア用品を配布しながら口腔ケアを行ってもらった。もちろん、対処可能な自己完結型の治療は積極的に実施してもらい、避難所状況や歯科医療ニーズなどの調査報告もお願いした。

点在する避難所に対し、巡回する順番は場当たり的だったが、なるべく均等に活動できるように、避難所名を縦軸、日付を横軸に並べた表を作り、支援チーム名をマス目に入れながら穴のないように埋めていった。また、先述したように避難所によっては食事や物資配給の時など必要な時だけ集合し、その他は自宅に戻っているという所もあったので、巡回診療の日程と場所をあらかじめ医療統括本部から避難所へ伝えてもらい、効果的に活動できるようにした。この調整は、ゲリラ的な歯科医療活動で現地担当の医療チームを混乱させないためにも必要で、医療統括本部から要請されたことでもある。

以上のような各種調整を、その場の判断に従い行ってきたが、初めて経験する災害歯科医療には幾多の困難が立ちふさがり、当然のように失敗と反省の繰り返しだった。

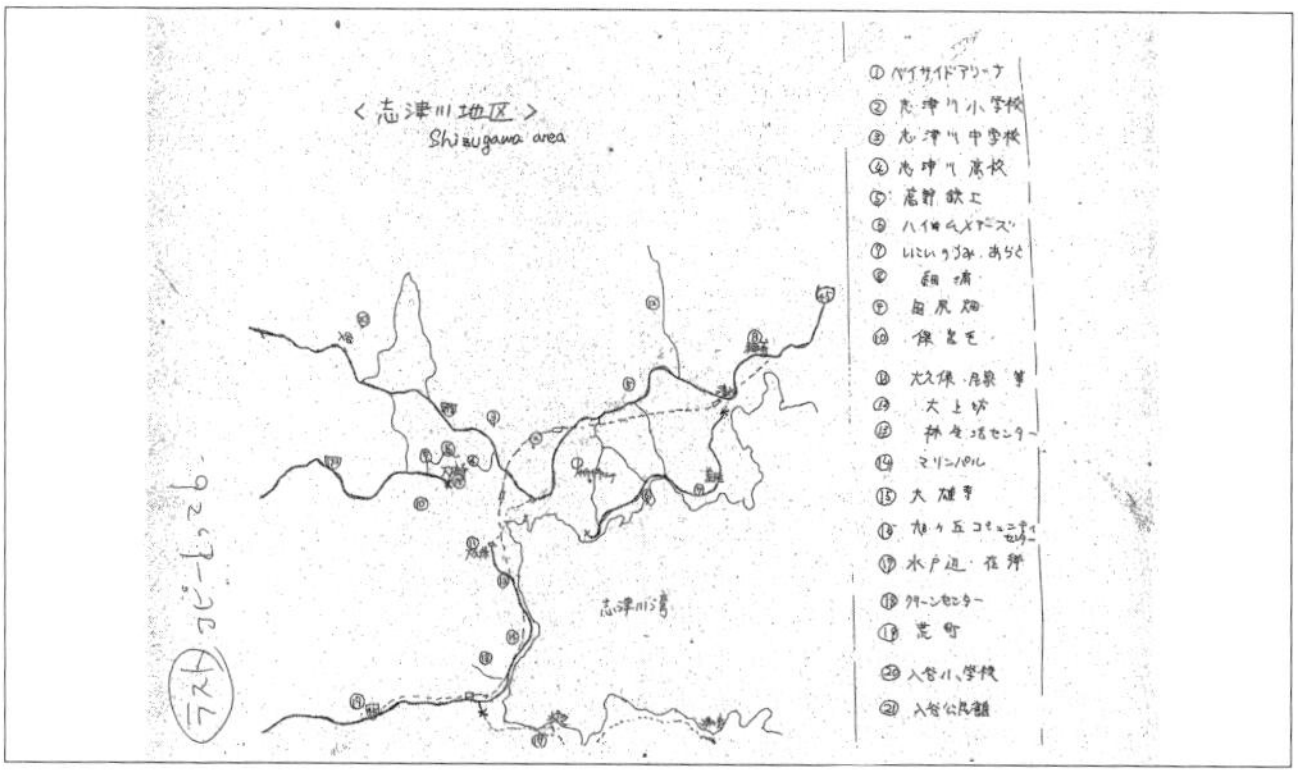

図６　通行可能な道を示した、手書きの志津川地区避難所地図。支援チームは、震災前の既製地図とこの地図を照らし合わせながら避難所を目指した。

まず、遠方から来た土地勘のない支援チームには、震災で道路が判然としないなか、地図だけで避難所に向かわせて、たいへん迷惑をかけた。避難所の存在する場所は、津波を逃れた安全な場所である。言い換えれば、高い所か海から遠く離れた所で、ほとんどが山の上で道は曲がりくねって細い。車のナビが案内するのは瓦礫に埋もれた道なき道で、通行可能な道を記した手書きの地図は、私が見ても理解できなかった（図６）。途中までしか車が通れず目的地まで到達できないことや、何とか苦労してたどり着いたものの、だれもいなかったということもあった。そういった困難の中で、忘れることができないエピソードがあるので、ここに紹介する。

歯科支援チームＡ（以下、チームＡ）に４

月某日の某時間に大船地区公民館（以下、公民館）への巡回診療をお願いした。チームAは、若き歯科医師3人で構成されていて、爽やかで見るからにやる気満々であったが、朝10時頃にベイサイドアリーナを出発すると、昼前には早々と戻ってきた。「公民館にはまったく人がいなくて戸にも鍵がかかってました。しかたがないので、明日、同じ時間に行くことを紙に書いて貼ってきました」とのこと。そして翌日、同様に巡回診療に出発すると、程なくしてチームAのリーダーから私の携帯電話に連絡があり、「また今日も鍵がかかっていてだれもいません。ニーズがないようです」とのことであった。するとしばらくして、医療統括本部の医師が怒りをあらわにして「歯科チームは何やってんだ。昨日も今日も公民館に予定時間に行かないで、2日連続ですっぽかした」と、激しく私に詰め寄ってきた。事情を聞くと、大船地区の行政区長は歯科支援チームが来るという連絡を、山の中に点在する40軒ほどの家にすべて歩いて伝えていたらしい。この時期は、固定電話が不通でガソリンも入手困難なため、確実に連絡するには歩いて伝えるしかなかった。しかし1日目は、チームAが予定より早く来て張り紙を残していったので、もう一度その情報を行政区長は伝え歩いたのだ。それでも、2日目も時間通りに来なかったため住民は怒り、医療統括本部に苦情の連絡を入れ、今の事態に至ったわけである。私は、今すぐに公民館にうかがうことを医療統括本部から伝えてもらい、慌てて車を走らせた。途中、チームAにも連絡のうえ合流し、2台の車を連ねて現地へ向かった。公民館に到着すると、車の気配で出て来たのか、すでに行政区長と思われる男性が玄関の前で仁王立ちになっていた。年齢は60代後半から70代に見えたが、身長が１７０cmほどあり、いかにも頑強そうな体つきだった。とにかく謝ろう、その一心で彼に近づき目と目を合わせ「何度もすいません。ご迷惑をかけました」といいながら握手をするつもりで手を差し出した。すると彼は、おもむろに白衣姿の私を抱き寄せ頬を寄せんばかりにして「よく来てくれた。ありがとう」と応えてくれた。間違いなく怒鳴られると思っていただけに、意外だった。でも、ほっとした。遠方から支援にやってきた熱い想いが、被災地住民の強い気持ちに迎えられたような気がして、ものすごく嬉しかった。その後、チームＡの歯科健診・相談、口腔ケア、そしてできる限りの治療は、何事もなかったように行われた。ベイサイドに戻ったのは昼過ぎで、全員で立ちながらの昼食をとった。チームＡとともにジャムサンドイッチを食べながら、いつも以上の連帯感に浸っていた。避難所状況を理解せず迷惑をかけてしまった後悔と、情報インフラがダウンしている時こそ予定時間に正確であるべきという反省を噛み締めながら。

災害時だけに、何事においても試行錯誤の繰り返しだった。しかしながら、支援活動にやって来る人たちは、情熱的で志が高く、充実した結果がなければ反省ばかりが残ってしまう。そのような人の気持ちと現場状況を調整するかのように、支援希望の問い合わせがあった場合に必ず伝えたことがある。それは、「遠方から来たにもかかわらず、ほとんど何もすることがなく、空振りに終わるかもしれません」ということ。そして、「それでも良ければ、ぜひとも南三陸町に来てください。そして、この惨状を目に焼き付け、地元に帰ってできるだけ多くの人に伝え、今後の教訓にしてください」と付け加えた。それでもやはり、支援を希望する人たちは、必ずといってよいほど南三陸町にやって来てくれた。

ありがたい支援、ありがたくない支援

南三陸町には、さまざまな職種、多くの支援の方々が来られた。それぞれが、それぞれの分野で何かできないかと一生懸命に活動してくれた。そのほとんどが、ありがたい支援であった。もっとも印象に残っているのは、3月30日に登場した兵庫県・宝塚市立病院のチームだった。防災服に身を包んだ歯科医・門井謙典先生をリーダーに、歯科衛生士、薬剤師、事務員というＤＭＡＴ（Disaster Medical Assistance Team：災害医療派遣チーム）さながらの4人構成で姿を現した。目的も明確で、誤嚥性肺炎による震災関連死を防ごうと、精力的に口腔ケア活動に従事してくれた。巡回指示した避難所では、救護所の医療チームに活動説明をしてから、避難住民の中に入っていった。「肺炎予防・インフルエンザ予防に口腔ケアをし

ましょう！」と書かれたポスターを避難所に貼り、水の少ない時でも対応可能なブラッシングや義歯の清掃方法などを指導してくれた。また、朝と夕方には医療統括本部でのミーティングにも参加して、歯科情報を発信してくれた。さらに、勉強しようとも紙切れ一枚も資料がない現場のわれわれにも、口腔ケアに関する文献を提供してくれた。右も左もわからないわれわれにとって、彼らの行動とアドバイスは何より頼りになった。まったく非の打ち所がなく、阪神・淡路大震災の教訓による迷いのない積極性と、命を守る口腔ケアの本気度が感じられた。

3月31日の昼食は、くしくも炊き出し支援ボランティアが、ベイサイドアリーナでラーメンを振る舞ってくれた。寒空の下、宝塚市立病院チームとともに食べた熱いラーメンは、冷え切った体を温めてくれ、この上なく美味しかった。ボランティアの方が余ったラーメンを「もう1杯食べませんか?」と、だれからも大食漢に見える立派な体型の門井先生に、ピンポイントで持ってきてくれた。遠慮することなく、2杯目も平らげたその豪快な食べっぷりは、皆を和ませ心の芯まで温めてくれた。

「何をしたら良いのでしょうか」と身構えるのではなく、「これをしましょうか」と控えめに提案するような支援、気がつけば細かい穴を埋めてくれるようなさりげない支援、情熱としっかりした理念をもちながらも周囲に気遣いながら柔軟に対応する融通のきいた支援、自分の専門分野でなくとも何でもやれることをやってくれる多様な支援、そして、にわかに作られた組織であっても、秩序を理解して守ってくれる支援など、思いやりのある支援にありがたみを感じた。

ありがたくない支援はその反対であるが、支援に来る前に迷惑と感じることもあった。被災直後の現場で右往左往している頃の電話対応は、時としてやっかいだった。「支援に行く予定ですが、松島や登米市の宿からだと車で90分もかかるので、もっと近くに宿はありませんか?」という質問の電話があった。この時は、仮設役場プレハブ棟の病院事務所電話にかかってきたので、職員に呼び出され歯科診療バスから200mほど走って対応した。「ありません。町外から来ている人は皆、90分ほどかけて通ってます」と息を切らせて返答したところ、「そうですか」と相手は電話を切った。広域災害の理解に乏しいばかりでなく、こちらがどういう状況であれ、電話1本で自分の用件を済ませようとする思いやりのない行為であった。

また、目標のズレから、ありがたくない支援行為もあった。南三陸町は、以前からう蝕の多い地域である。宮城県健康推進課の資料では3歳児のう蝕有病者率は、震災前の平成21年度で55・0%と宮城県35市町村で最下位になっている。この年の宮城県は31・7%で、厚生労働省の資料では都道府県別でワースト10(全国23・0%)であった。したがって、南三陸町が全国的にも、どれだけう蝕が多いかは歴然としている。たまたまではなく、平成18年度55・３％、19年度57・７％、20年度55・５％と、南三陸町はいずれも県内ワースト４以内に入る不名誉な記録になっている。これはあくまでも３歳児のデータだが、その他の年齢層が大きく変わることもなく、全体としてきわめてう蝕の多い地域といえる。支援に来られた方々の中には、そのような地域での被災者の口腔内を見て、「ひどい状態だ」「治療のニーズにあふれている」と目を丸くして驚いている人が少なくなかった。震災前の口腔内状態がどうだったかは、知る由もないし、実際の現症なのでしかたがないことだ。しかしながら、高すぎる目標レベルを胸に短期的支援に臨むのは、如何なものかと考えさせられる例があった。町の乳幼児歯科保健事業が再開して間もなくのこと、歯科保健支援で来られた方に「どうしてこんなにう蝕が多いのですか？　これまで、いったい何を指導してきたのですか？」と問い詰められたことがある。強い正義感の表れかもしれないが、その威圧的な物腰は支援というより、むしろ被災地攻撃のように感じられた。感謝の気持ちをもって御礼の挨拶をしようと対応に出た私は、カウンターパンチを食らったかのようで、何もいえず苦笑いを浮かべるしかなかった。南三陸町で20年以上もう蝕と戦ってきた私には、この地域のう蝕を全国レベルまで減らすのは並大抵ではないことと、それでも地域保健医療関係者が怠らずに努力し続けていることがよくわかる。う蝕が減らない理由には、地域の食文化や世帯構造などを背景とした容易に変えることのできない問題が絡んでいるのだと思う。被災地で何はさておき目指しているのは、理想の追求ではなく震災前の状態への再生である。歯科保健医療対策においても短期的な支援で理想を掲げ押しつけるばかりだと、地域の負担となってしまう。震災前の状態や現在の状況にも配慮して、その地域に寄り添うような支援であれば、本当にありがたい。

支援の終わり方

被災地支援とは、単独では再生することが困難な被災地に、救いの手を差し伸べることだと思う。本震災における南三陸町のように、長い歴史の中で積み上げてきた文明のすべてを、あっという間に津波に持って行かれたような地域では、そう簡単に自立して再生はできない。再生活動は長期にわたるが、町全体がバランスよく進むものではなく、どうしてもいろいろなところに差が出てきてしまう。支援の内容は多岐にわたり、いつまで続ける必要があるかも、対象によってさまざまになる。

歯科保健医療活動は、被災直後は定点診療と避難所巡回診療および口腔ケアなどに分かれる。やがて仮設歯科診療所ができて、住民は避難所から仮設住宅へ移り、時間とともに必要とされる歯科保健医療支援の内容も変化する。仮設歯科診療所の始まりは保険診療の再開を意味する。一方で、同じ時期に同じ地域でボランティア診療が存在するとさまざまな混乱が生じる。そのため、歯科診療を希望する患者は速やかに保険診療機関に誘導し、支援活動の重点は口腔ケアのような保健活動に修正する必要がある。目の前に診療を希望する被災者がいる場合、支援者は治療すれば感謝され充実感で満たされる。そういった被災者と支援者との心のつながりを断ち切るのは難しいかもしれないが、どこかで線引きをして終わらせなければならない。支援活動の内容とそれを終わらせるタイミングに関しては、支援者側の都合もあるが、被災地現場の歯科医師との充分な話し合いが必要である。

災害医療支援チームは公立志津川仮設診療所の開設後、計画的に段階を踏んで救護所と巡回診療から撤退した。そのかわり、仮設診療所は訪問診療も再開し、町ではバスを巡回させ住民を仮設診療所まで誘導した。また、一部の支援医師は医師不足を補うために仮設診療所で中長期的に保険診療を手伝ってくれた。その他、保健師と心のケアチームによる支援活動は長期に継続された。医療チームの支援撤退には、反対する住民が少なくなかった。それまで、多くの医師がすぐそばにいてくれて安心だったが、撤退となれば不安でしかたがない。そういった住民感情に対しても、地域医療の自立が遅れることと、支援医師にも限界があることを説明しながら、支援撤退は断行された。医療と歯科医療とでは違いはあるが、この医療チームの支援の終わり方は参考になるのではないだろうか。

再生に至るまで、あるいは再生へ向けて自立可能な状態になるまで、支援が必要である。親が子どもを一人前に育てあげようとする際、過保護では自立が遅れるし、子どもが親を頼りすぎてもならない。親子関係も千差万別だが、子どもの成長とそれにともない変化していく絶妙な関係性の中で、子育ては終了する。支援の終わり方は、そのような子育ての終わり方に似ているような気がする。

語り部として

歯科医療再生に奮闘するかたわら、支援目的で南三陸町にやって来た方々に対して、町を案内しながら津波の猛威や恐怖、当時の状況などを説明していた。それは、温かい支援に対する唯一すぐにできる御礼でもあり、被災地の惨状をより多く知ってもらいながら、今後の教訓として地元で伝えていただきたいという願いでもあった。時間の経過とともに、支援に来る人は少なくなり、来町者の目的は災害対策や教育研修、あるいは観光などと内容が変わってきているが、被災地の現地案内は継続して行っている。語り部は、歯科保健医療と同様に生かされた自分にとっての重要な役割であると自覚している。

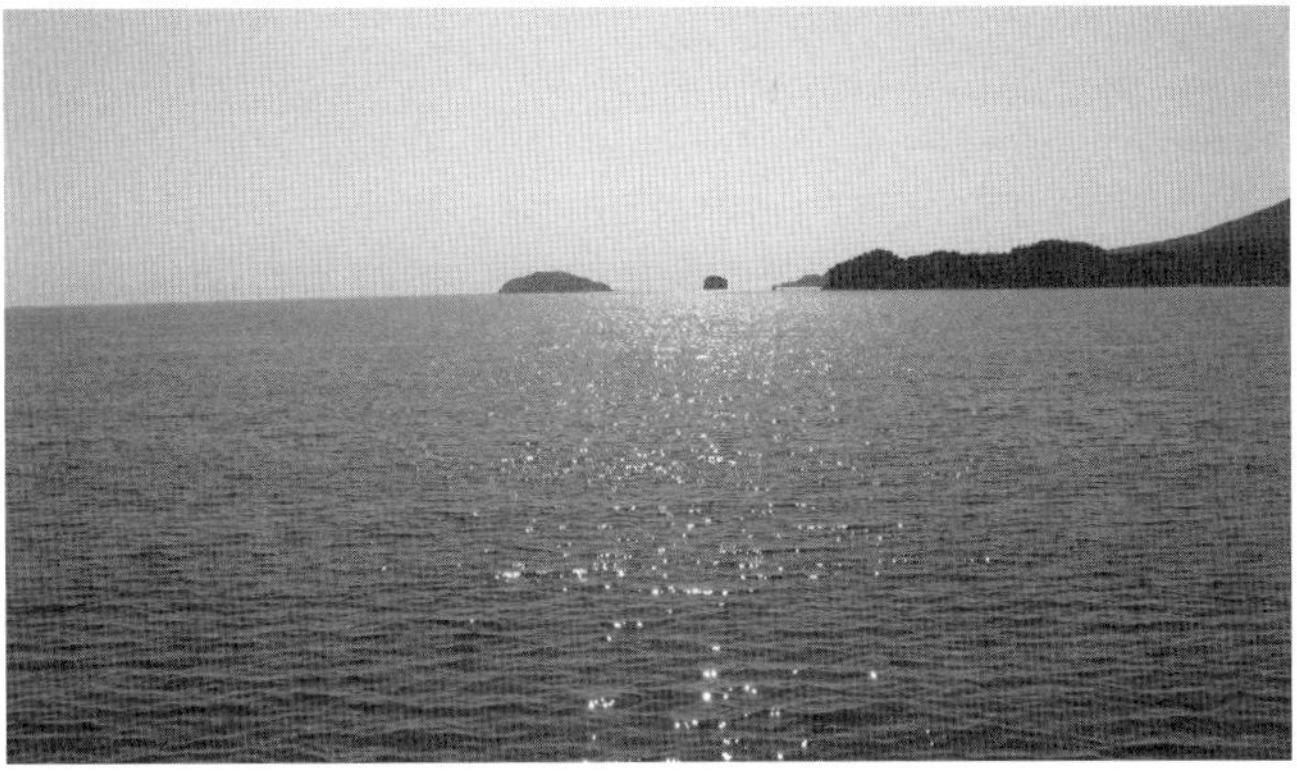

図７ 震災後４か月、キラキラと朝日に輝く志津川湾。津波に豹変して町をさらった海だが、このような美しい姿を見ていると感動を覚えるだけでなく、生きる希望さえ湧いてくる。７月 11 日撮影。

震災直後は、瓦礫と化した町の中で道路を見極め、車でどう移動するかが困難で、その道案内が主体であった。瓦礫の間を縫うように車で走り、あちこちと連れて行くだけで、マスメディアの報道では伝えられないことも、体全体で感じてもらえたような気がする。筆舌に尽くしがたい生々しい光景や臭いなどは、その場に立つ者に対して、何よりも津波の猛威や犠牲者の味わった苦しみを、伝えてくれた。その臨場感には迫力があり、轟音やうめき声さえも聞こえてくるかのようであった。津波の成した人工ではありえない造形に言葉を失い、容赦のない悲惨なありさまに涙を流す人も少なくなかった。震災直後は、語り部としての説明はほとんど必要なく、現場が無言で多くを伝えてくれた。

時間の経過とともに町の様子は変化して、道路は整然となり、津波の爪痕は徐々に消えていった。瓦礫が処理され、住宅基礎のコンクリートもなくなると、そこは雑草だらけの凸凹な土地と化していた。かつて存在した住宅や商店街ばかりでなく、そこで営まれていた人々の生活に至るまで、すべてが幻となってしまった。町が再生と復興へ向かう以上、震災の風化は避けられない。しかし、震災の記憶まで風化させてはならない。現場が伝えてくれることが少なくなるにつれ、語り部の役割は大きくなり、その土地に生きた人々の想いまでも、語り伝えなければならない（図7）。

地震大国の日本において、震災は繰り返しやってくる。時間軸上に立ってみると、過去の震災が遠ざかっていくということは、同時に新たな震災が近づいてくることを意味する。震災の記憶を風化させてはいけないという意味は、過去の震災を教訓とし、必ずやってくる新たな震災において、少しでも多くの命が助かるよう備えることだと思う。「語り部として震災の経験、記憶、そして人々の想いを伝えることは、生かされた者の義務だ！」、本震災で生きたくとも生きることのできなかった人々が、そういっているような気がしてならない。

第4章 「継続」気づけばみんないなくなった

中久木康一（東京医科歯科大学大学院医歯学総合研究科顎顔面外科学分野）

野宿者支援活動から新潟県中越地震へ、避難所医療コーディネーター

災害にかかわり始めたきっかけは、平成16年10月の新潟県中越地震だった。大学を卒業する頃から野宿者の支援活動にかかわっていたが、そこで一緒だった看護師が新潟の出身で、地元の友人らの情報もあり、向かうこととなった。結局、NGOの一員として行くことになり、新潟大学出身者のコネも使いながら、避難所となっていた小学校・保育所・公民館の複合施設にて、24時間対応の保健室を設けることとなった（図1）。

行ってみると、家をなくした、家に住めなくなった方々がたくさんいて、本来ならば寝る場所ではないところで避難生活を余儀なくされていた。結果的に、保健医療者としてその場ですべきことは、野宿者の支援活動の内容とまったく同じで、拠点を設けて巡回し、外部と繋いで情報を共有する、いわゆるコーディネーター業務だった。5人で行ったが2日目には3人帰り、結局は最初に行こうと言い出した看護師と2人で、24時間を3日継続することとなった。当初は、それなりに交代で仮眠する予定だったものの、夜中もひっきりなしの来客があり、ほとんど眠れる状態ではなかった。

後続の援軍が来るまで、僕は健康センターなどへの報告や打ち合わせなどで外出することもあったが、看護師は72時間ひたすら避難所にいた。いずれにせよ、援軍が来るまでは帰れ

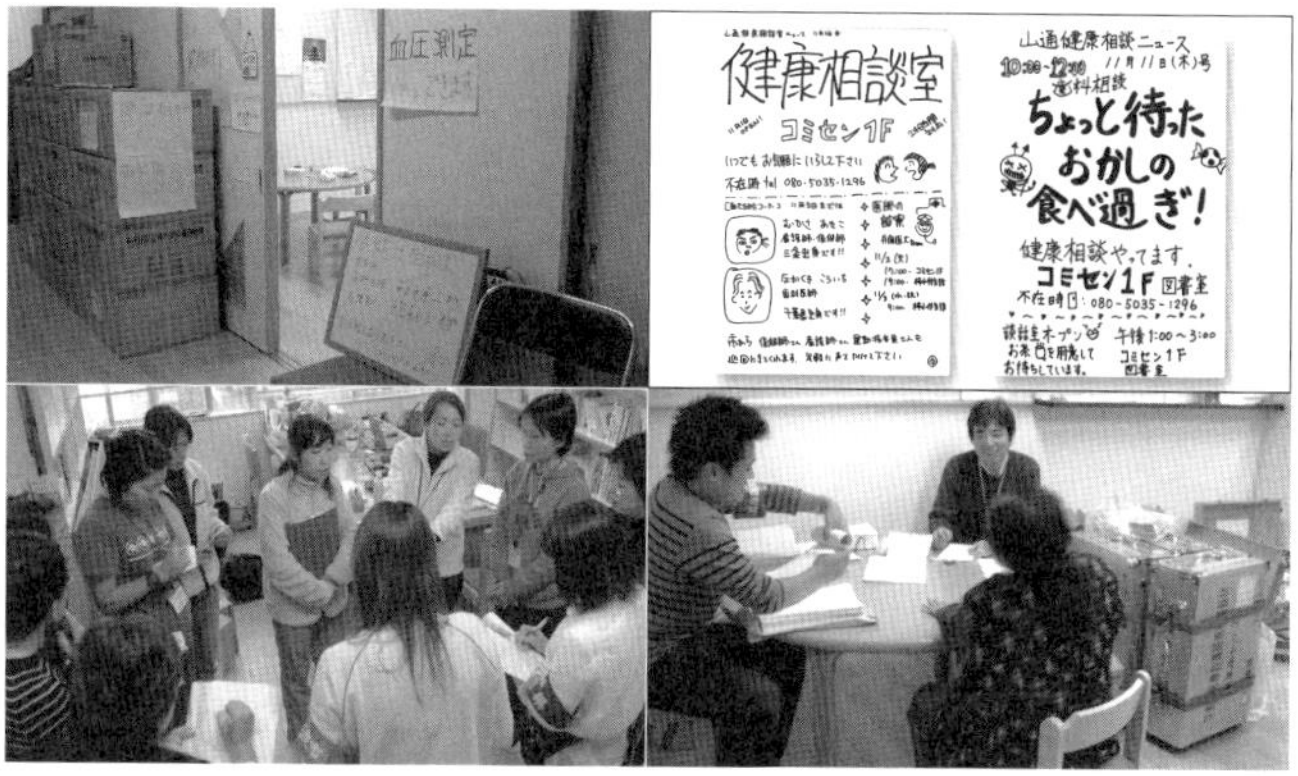

図１　避難所内に設けた「健康相談室」（左上）。支援チームとの申し送り（左下）や、診察（右下）、授乳などに用いた。日中の開いた時間は談話室として開放し、健康講座などを行った。24時間対応とし、夜には眠れない子どもたちが集まって、遊んだり本を読んだりする部屋ともなった。

なかった。ちょうどその頃は形成外科に研修に出ていて、外来診療がないという幸運もあり、電話で頼んで数日お休みさせていただく無理を許可していただいた。

こちらの体力も限界に達してきた頃、ようやく援軍が来た。業務を引き継ぎ、非番となった２人でまず向かったところは風呂だったが、日中に被災者を多く受け入れたこともあり、短縮営業ですでに終了していた。３日ぶりの風呂で疲れを流して帰ろうと思っていたので、とてもがっかりした。当時、上越自動車道は一般車の通行は禁止されていたが、高速入口で警察関係者に懇願して、富山経由ではなく真っ直ぐ東京に帰れることになった。もう、それしか体力が残っておらず、これで帰れたと思ったが、甘かった。新潟県川口町あたりの道路は継ぎ目に応急処置がなされただけで、凸凹が激しくジェットコースター状態となり、余計に体力を消耗した。「急がば回れ」という言葉が何度も浮かび、通行禁止の本当の意味がわかった頃に体力は限界を超え、僕たちはサービスエリアで意識を失った。気づくともはや空は白けてきており、急ぎ東京に向かったものの時すでに遅かった。

練馬インターチェンジを降りた途中の駅で、4日間もお風呂に入っていない20代女性を満員電車に乗せて職場に向かわせたことが、このミッションでもっとも悔やまれることだった。

厚生労働科学研究と、出会い

この新潟の支援は同行したNGOなどによって引き継がれ、1か月間継続された。その報告集を作成するお手伝いをしたこともあり、立ち上げだけではあったものの、概要は理解していた。

その後、形成外科研修を終えて母校に戻ったものの、研修した専門性を活かす場は与えられず、物足りない生活を送っていた。そのような時に、「歯科で災害にかかわっている人を探している」という声がかかった。「災害の研究班を歯科で立ち上げるのを手伝ってほしい」という話だった。もともと公衆衛生には興味があったものの、なんら専門的にやっているわけではなく、なんの力にもなれなかったが、いろいろ学ぶことができそうだったので手伝うこととした。

しかし、結果的に予算が縮小されて若手研究班となり、ベテランは抜けざるを得なくなった。もはや、言葉もわからない異国に独りぼっちのようになってしまったが、困った時は頼り続けていればだれかが助けてくれるものだ。数多くの関係者からの紹介や、さまざまなアドバイスによって、なんとかなった。

研究費の世界では「たかが数百万円」のようだが、僕にとっては今でも大金だ。しかも、それが税金から捻出されていると思うと、とても重い、重い、数百万円だった。とにかく、価値あるものをやらなければならないと思ったものの、なんのノウハウもない自分には、これまでの情報を一手に集めるということしかできなかった。少なくともそこまでしておけば、能力のあるだれかが使いたい時に使えるようになるわけだ。せっかくやるからには完全にやり尽くしたく、災害の歯科に関係する情報を漁り、人を訪ね、そして日本全体の情報を知るために、いくつもの現状調査を行っていった。

幸か不幸か、年度が代わった平成19年６月に日本顎変形症学会が新潟で開催された。新潟県中越地震の経験を聞きたかったが、主管校の新潟大学で顔がわかるのは大会長である齋藤力教授だけで、しかたがないので無謀にも直接事情を説明してお願いしたところ、とても優しく、地域連携を担当されている鈴木一郎先生を紹介してくださった。そして資料を送っていただいた頃、7月に新潟県中越沖地震が発生した。

先述したとおり、新潟県中越地震の際に避難所に数日泊まり込んだが、実はその時には「災害時の歯科」とはほぼ無縁で、要望はインプラント術後の抜糸だけだった。さっそく鈴木先生にお願いし、新潟県歯科医師会と新潟大学歯学部・日本歯科大学新潟歯学部・明倫短期大学のチームに、同行させていただいた（図2）。当日、新潟県歯科医師会会長（当時）の岡田広明先生はスカイラインに乗って来て、だれも知り合いのいない僕に、当たり障りない車の話題で相手をしてくださった。現地でご一緒させていただいた柏崎歯科医師会の山川尚人先生は、後から知ったが一緒に研究班をやることになっていろいろご指導くださった国立保健医療科学院・研究情報センター情報デザイン室長（当時）の星 佳芳先生の同級生だった。石黒 壽先生と高野 清先生は、まるでコンビのように息が合っており、上越歯科医師会／新潟県歯科衛生士会からの歯科衛生士の皆さんも含め、地域を知り尽くしていた。とにかく、周りは知り合いだらけで、支援活動は「ご近所の助け合い」であり、信頼関係があってこそなのだ、ということを学んだ。先生方の熱意は、言葉では言い尽くせないほどすばらしかった。

このチームを現地でコーディネートしていた人物こそ、本書の第2章をご執筆くださった田中 彰先生だった。てきぱきと指示を出していて、その時にはあまりお話しする時間もな

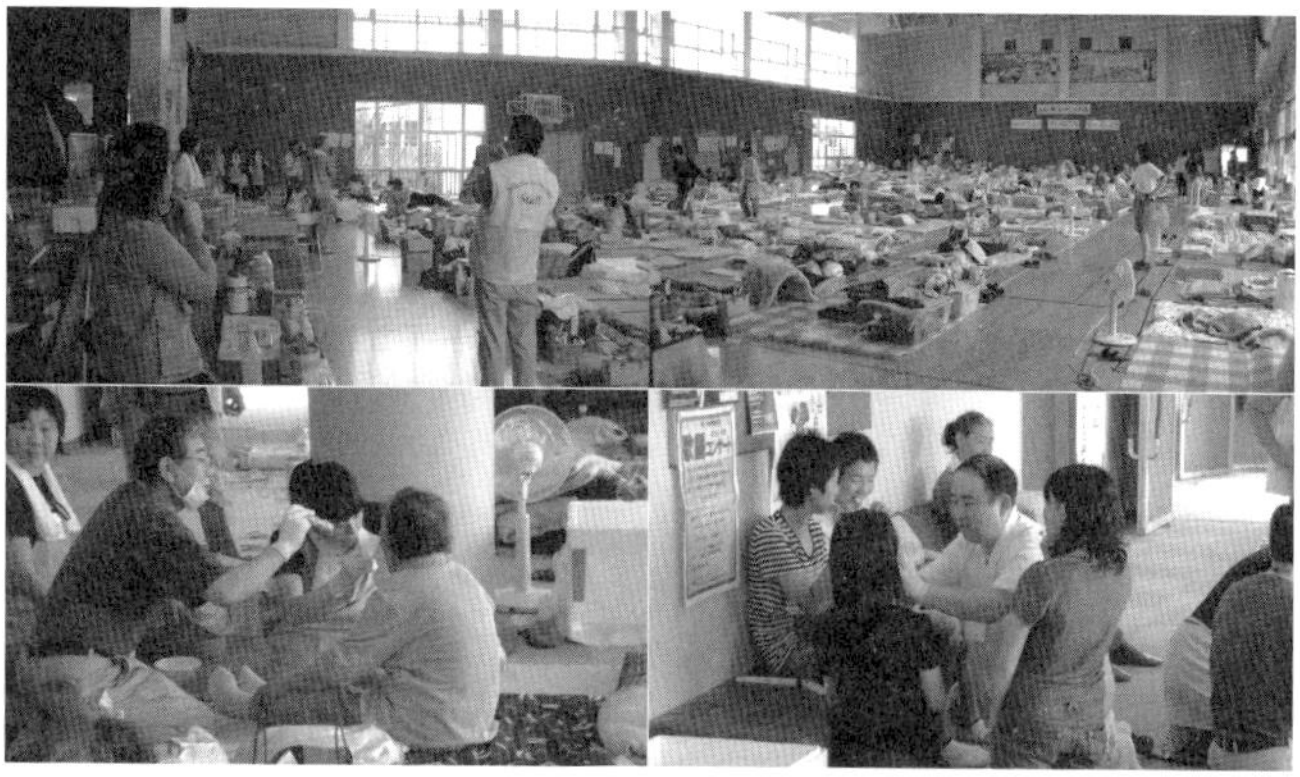

図2　新潟県中越沖地震時の避難所における活動。避難所にいる方々に対して、マイクを用いて講話をし、口腔ケアを啓発（上）。高齢者に対する口腔ケア（左下）、小児に対する口腔ケア指導（右下）。

かったが、その後おうかがいして話を聞き、今日に至るまでお世話になっている。

その後、いかにして阪神・淡路大震災の情報を聞く人を見つければよいのかと悩んでいると、なんと、同級生がいる神戸市立中央市民病院の歯科口腔外科部長（当時）の田中義弘先生が、その時に活躍した中心人物だと知り、河合峰雄先生、そして第1章をご執筆くださった足立了平先生に繋がり……、このマインドは数珠繋がりに広がっていった。

情報公開のための一般書籍化

多くの方々との出会いやご協力をいただきながら代表を務めた厚生労働科学研究は3年間で終了となった。まだまだやることはたくさんあったが、力及ばず、継続することはできなかった。

報告書は提出し、ＰＤＦ化されてインターネット上でも閲覧できるようになったものの、その情報が掲載されているページまで行かなければ、通常の検索でヒットするような形ではなかった。いくら国のお金で研究しても、研究結果や報告書にアプローチしたり、その情報が利用したりすることできなければ、これほど無駄なお金の使い方はない。憤慨していると、所属する大学の教室のＨＰに報告書を見やすいように分割して掲載するというアドバイスをいただいた。これなら、検索かければ探せるわけだ。しかしまだ足りない。歯科の分野が災害時に役立つには、災害に関する他の保健医療分野との連携が不可欠である。災害と名の付く活動をしている人々に、歯科はどういう体制であるのかということを知っていただかないことには話は進まない。

そこで、大学の本屋の災害医学・災害看護のコーナーに陳列されれば、災害関係の保健医療者の目に留まるだろうと思い、出版社に提案していった。最初の出版社は、とても興味をもっていただき、担当者は編集会議に企画を提出するまでしてくれたが、上層部に「そのようなものは売れない」と一蹴されたようだった。当時は必修科目にもなっていなければ国家試験にも出題されないので、たしかに売れないだろう。関連書籍がある出版社に片っ端から頼み、災害とは関係のない歯科系出版社にもお願いしてみたが、けんもほろろだった。７社に断られ、もはや頼む会社の候補さえなくなった。こうなれば、コネしかない。しかたなくお世話になった先生方に経緯をお伝えし、お付き合いのある出版社を口説いてもらうようにお願いした。

ほどなくして、一度断られた出版社から連絡が来た。砂書房の松平信輝さんだった。原稿料なし、原稿の依頼・回収、編集はすべて自分が担当し、組版・製本と出版だけを引き受けてもらうことで、手が打たれた。価格も３０００円以下でなければだれも買わないと訴えて、２８００円となった。この３年間に知り合った多くの人が協力してくれた。しかし１人だけ、何度催促しても原稿を提出してくださらない方がいて、２か月遅れてようやく出してきた。この2か月の遅れは、その後取り返しのつかない痛手となった。

最後は、当時日本歯科医師会の災害担当であった柳川忠廣先生（現・日本歯科医師会副会長）に目を通していただき、巻頭言として日本歯科医師会から推薦文をいただく手はずを整え、ひと通りの編集と組版作業が終わり、ようやく印刷まで目処が立ったと思われた平成23年3月11日、大地震が東日本を襲った。

東日本大震災と、松平さんの英断

とても悔しかった。3年間、自分の時間だけでなく協力者の時間、国のお金もすべてを費やし、そして犠牲になった方々への想いを載せた書籍の出版は、東日本大震災の発生前に間に合わなかった。千年に一度ともいわれるそのタイミングでこの情報を届けることができなかったことは、無念であり、書籍にかかわったすべての関係者に対して申し訳がなかった。その直後から、柳川先生はたいへん多忙になり、日本歯科医師会の推薦文を掲載することはあきらめて緊急出版することとしたものの、石巻の日本製紙が被災したことで紙が入手できず、印刷ができなかった。

くしくもインターネットが全盛になり、緊急時の連絡はツイッターやSNSが活用され、さまざまな情報が行き交っていた。災害医療情報も多くの情報がネット上で提供され、厚生労働科研の報告書の情報も多くの方々に引用された。

そして、砂書房の松平さんの英断には度肝を抜かされた。まだ発売していない書籍の1章を無料でインターネット公開したのだった。松平さんはいとも簡単に「これ、出しましょう」と言った。さすがに戸惑った僕に「どうやったって赤字ですから……」というようなことを言っていた。おそらく「もともと赤字覚悟で世のために出す書籍なのだから、いま活用せずにいつ活用するんだ！」と、言いたかったのだろう。

書籍を制作している最中に、新潟県歯科医師会会長だった岡田先生がご逝去された。新潟県中越沖地震以降、お会いしたわけでもなく、知っていることはスカイラインに乗っているということだけだった。しかし、だれひとり知り合いがいないなかで岡田先生が歓迎してくれたことは、僕にとってはとてつもなく大きな支えだった。

東日本大震災直後から大学の研究室は半壊状態となり、数日間は立ち入り禁止となった。その後も数か月にわたり、壁や渡り廊下、エレベーターの修復工事が必要となり、まともに使うことができなかった。外来前の狭い医局に全員が荷物を持ちより、そこで着替え、カルテや指示書の作成、食事、カンファレンスまで行った。当時住んでいた部屋は8階だったが、エレベーターが停止し、しかも水漏れでトイレや風呂も使えなかったので、1週間ほど大学に寝泊まりしていた。そのようななか、膨大な問い合わせと情報のやり取りを、小さなノートパソコンと電話で夜中までやり取りする日々が続いた。

液状化現象、原発事故、そして、風評被害

3月11日は、とにかく病棟患者や帰宅困難患者の対応に追われ、気づけば夜になっていて、

リアルタイムの津波の映像は見ていない。もっとも、最初は首都圏直下型地震が発生したと思っていて、まさか東北地方でしかも巨大津波が襲っているなど考える余裕もない状態だった。

翌12日の昼までには帰宅困難患者もほぼ帰宅し、比較的落ち着いた日だったが、さまざまな情報が錯そうしていた。13日には浦安の牧口哲英先生から電話があって、ポータブルユニットと水を持って行った。液状化現象で泥だらけの道を、沈み込まないか確かめながらそっと進んでいくような状態だった。車が泥にハマって立ち往生してしまって通れないところもあり、さらに大回りをしながら、まるでツリーハウスのように地盤沈下した上に浮いている建物や、キノコのように飛び出たマンホールをやりすごしながら、たどり着いた。

徐々に各地の被害が明らかになってくるなかで、福島原発の爆発も発生し、ガソリンも入手困難となった。現地では警察車両か自衛隊車両しか通行できず、個人ではなかなか動けずにいたなか、野宿者の支援活動を一緒に行っていた鍼灸師に誘われて、避難所となっていた東京武道館（東京都足立区）に行くようになった。福島の第1原発以南の方々の多くが東京方面に向かって避難してきていたが、東京武道館の環境は悪く、ホテルに泊まろうにも福島ナンバーの車というだけで拒否され、着の身着のままで出てきたのにどうにもならないという現状だった。福島に帰ることもできず、揺れる柔道場、硬い剣道場での集団生活に、心身ともに疲れ果てていた。血圧も上がり、さまざまな心配事もあり、ご厚意で場所を貸してくれた教会や鍼灸院にて、お話しを聞いたり施術をしたりしていた。

３月末からは、現地に行く人も増えてきて、外部支援者側からもさまざまな情報が入ってきた。多くの組織は原発事故のこともあり、福島に向かわせた派遣を宮城や岩手に振り替えていたので、ここぞ民間ボランティアの出番だった。東京武道館でお会いした方々に「福島にはだれも来てくれない」という話を聞き、とにかく行けるところまで行こうということで、皆で手分けして集めた食料品や生理用品など、そして自転車２台をワンボックスカーに満載して、３月末にいわき市四倉町まで向かった。国道が閉鎖されており、一般車が行ける限界だった。荷物を降ろしてから、その日には避難所を、翌週には在宅を、地元の保健師と一緒に回った。彼女は自分の家族は後回しにして、地域の方々のために孤軍奮闘されていた。

生活困窮者歯科の繋がりから、女川へ

この頃には、多くの情報が右から左へ通り抜けていた。その中に、大阪の渡邉充春先生があちこちから情報を収集して、メーリングリスト（以下、ＭＬ）に流してくださっていたものがあった。この「生活困窮者歯科ＭＬ」は、東京、大阪、福岡、京都、名古屋などで野宿

者をはじめとした生活困窮者の歯科に対応している方々のMLで、学会などの際に集まって情報交換を行っている。遠く離れた大阪から、とにかく何かできないかという気持ちを行動に示すバイタリティに圧倒されたが、被災地内の方々の状況は把握できないままだった。

4月に入り、とある依頼で石巻市を視察する機会をいただいた。仙台へ、古川へとバスを乗り継ぎ、結局はタクシーで現地にたどり着いたものの、予定されていた打ち合わせの相手もおらず、指定されていた宿舎にも泊まる場所はなかった。その後、このアレンジを現地でしてくれたのが新宿で野宿者の対応を一緒にしていた医師の角 泰人先生だったので、まさかそのようなところで再会してびっくりした。

翌日は一日中視察で、東北大学（当時）の小嶺祐子先生などにお世話になった。夜のミーティングを終えてようやく、翌日は東京に戻るだけだと判明し、それならば渡邉先生のMLで情報があった女川町に寄って状況を見て行こうと思い、情報源であった多賀城市の藤 秀敏先生の電話番号を聞いた。藤先生には何度電話してもつながらなかったが、いくつものレンタカー会社やタクシー会社に電話してなんとかタクシーを確保し、とにかく行ってみた。タクシーを貸し切って動いたものの、道はわからず、センターラインを越えて運転するなど、二種免許をもってさえいればだれでも良いというほどの人材不足のようだった。被災で通れる道路も少ないし、これまでとは景色が一変しているので、道がわからないのも無理はないのかもしない。

ようやく女川町に着くと、そこにはまるで紛争後のパレスチナのような光景が広がっていた。引きちぎれて吹っ飛んだビル、はがされたレールと山の上まで流された列車、そこら中の建物の上に引っくり返った車や屋根、それはまったく想像し得ない津波による被害だった。

ともかく、藤先生からのメールにあった体育館を探して、道行く人に道を聞きながら進んだ。体育館は見えたものの、道が存在せずそこにどうすればたどり着けるのか、通れる道があるのか聞くしかなかった。ようやくたどり着いた体育館で、「連絡はついていないが木村先生という先生を捜しに来た」と伝えると、保健師の佐藤由理さんが出てきてくれて、木村裕先生に電話をしてくれた。「ちょうど今、客人が来ていて案内しているところで、いまから体育館に向かうところですから待っていてください」とのことでしばらく待っていると、ダンディーな紳士が客人とともにいらっしゃり、突然の来訪を詫びながら挨拶した。

突然その客人の一人に「中久木先生！」と呼ばれ振り向くと、なんと、新潟県中越沖地震でお世話になった鈴木一郎先生だった。まさかのそれ以来の再会だったが、木村先生は新潟大学の医局にしばらく在籍されておられたそうで、お見舞いにいらしていたところだった。あまりの偶然にびっくりしたが、おかげで木村先生とも繋がれた。

その頃、藤先生から電話が入った。石巻駅で待ち合わせし、いろいろお話をうかがいながら、仙台まで沿岸部の状況を見せていただいた。雑談の中で、藤先生はなんと、大学で毎週のように診療のことでやり取りしている高齢者歯科学の中根綾子先生のご尊父だということが判明した。なんという繋がりだろうかと思いつつ、ちょうどその前日あたりに復旧した新幹線に、福島から乗って東京に戻った。

女川での歯科支援活動

この時、木村先生に「散々聞かれた質問で申し訳ないですが、何か必要なものとかありますか?」と聞いたところ、「私自身は構わないのですが、毎日救護所を手伝ってくれているスタッフ（歯科助手）たちに何の手当も出せないことが申し訳ない」という話をしてくださった。

有資格者はそれなりの手当が出る制度や助成金なども得やすいが、国家資格のない歯科助手は難しい。東京に戻った後に調整し、渡邉先生たちが活動している「歯科保健研究会」として支援することとなった。日本財団の助成金に申請したり、または寄付を募ったりして、ＧＷ前から組織的に引き継ぎをしながら繋げるようにアレンジしつつ、歯科助手を組織で臨時雇用して、歯科救護所で働いてもらうような形態をとることとした（図３）。

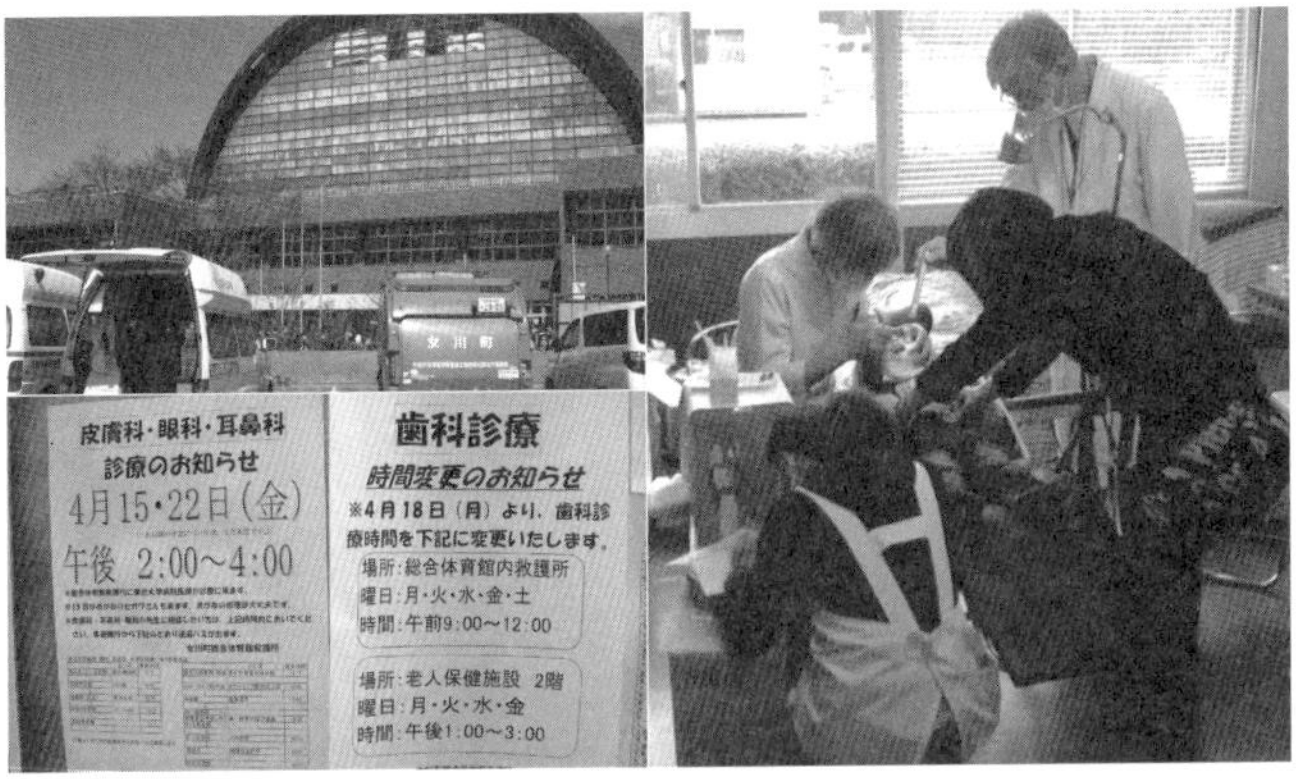

図３ 避難所となった体育館（左上）の中に設けられた歯科救護所（右）。最初は何もなかったが、支援の歯科医師らが物品を持ちより、５月にはポータブルチェアも導入された。写真は再開された乳幼児健診の様子。６月中旬までは２か所で応急診療を継続した（左下）。

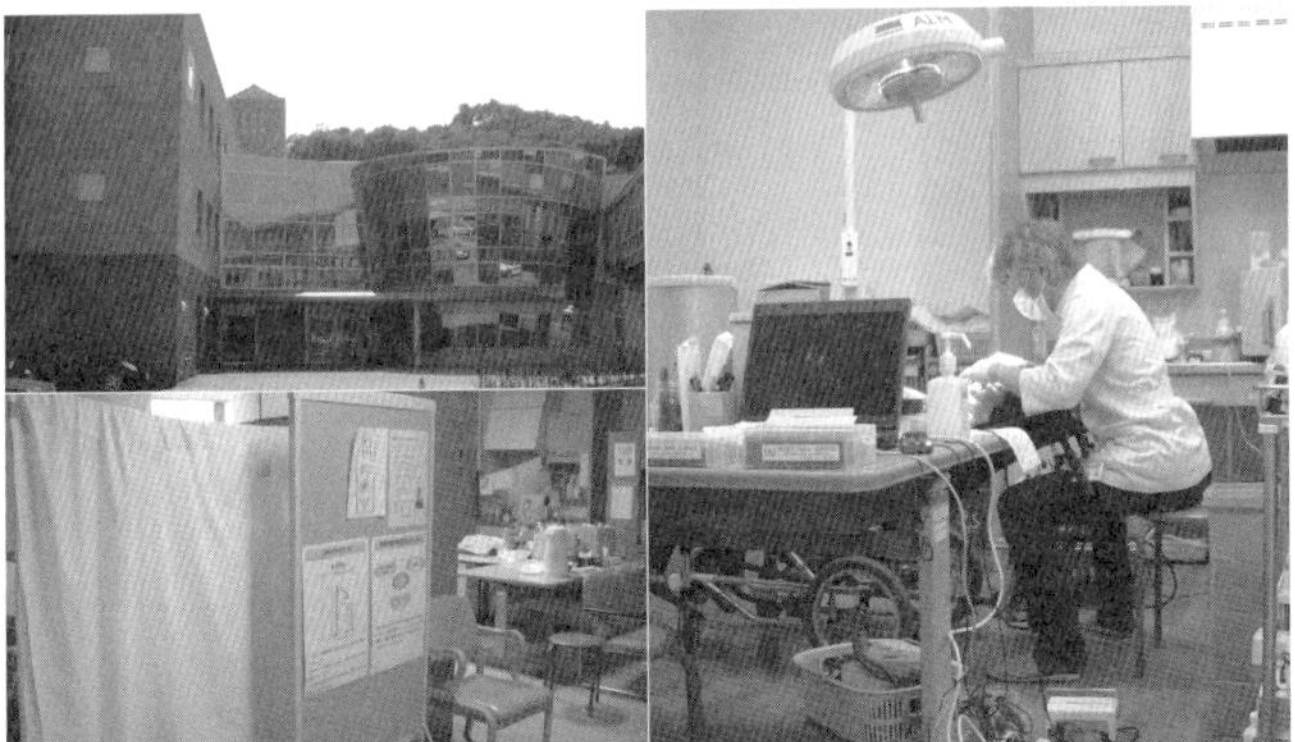

図４ １階まで津波をかぶった介護老人保健施設（左上）の２階踊り場（左下）水場前に設置された歯科救護所（右）。介護用車いすと手術室のライト、借用したポータブル治療器具と歯科器材にての治療だった。当初は吸引できず、口に水が溜まるたびに吐き出してもらった。

歯科救護所への人的支援も開始した。人を集め、案内し、どこでどのように引き継ぎをするかを決め、日報を提出させ、情報をまとめる。そのようなことに毎晩明け暮れた。これまで直接ご縁のない方々も支援者の一員として活動を行っていたが、いくらアレンジしても自分なりの判断で行動する支援者が出てきた。電話やメールのやり取りだけでは修復が難しい状況となり、いたしかたなく東京から女川まで行って直接説明したが、6月に入りそろそろ撤退かという時期にさらに積極的な介入をしてしまい、地元の意見や全体の流れを受け入れていただくことはできなかった。もちろん、おっしゃることは「正しかった」かもしれないが、「適していた」かといえば、そうではなかった。

ほどなくして、体育館における医科救護所の閉鎖が決まり、歯科も追って閉鎖となった。つまり、医療支援を受ける時期ではなく、それぞれが生活を取り戻す時期となり、医療を受ける場合は診療所まで行くという時期となった。歯科救護所は、病院隣の建物の2階の踊り場で行っていた1カ所に集約され、事実上の仮設歯科診療所となった（図4）。歯科救護所支援の撤退という節目でもあり、自分もまた現場に行っての調整が必要となった。

とりもなおさず、これは保健の時期がやってきたということだった。自分は歯科治療には自信がなく歯科救護所の支援には向かなかったが、外回りの保健活動は日頃から行っており苦ではなかった。そこで、保健センターと相談し、保健活動のお手伝いをしていくこととなった。この際に木村先生とともに相談した保健師が、最初に木村先生に電話をしてくれた佐藤由理さんであった。彼女は、「某大学がこういう支援の話をもって来たのだけど、それは研究目的であって、町民のためにならないから断ったのよ」という話をしてくれた。その「どんな権力者がこようとも、それが町民のためにならないとあればきっぱりと断り、そして町民の健康を守る」という行動に惚れ込んだ。

その話の後、彼女は聞いた。

「で、先生たちはいつまで来るの？」

みぞおちから手を突っ込まれて小腸を掴まれている感じだった。

「最低、年度は来ます」

その言葉で、話は決まった。

歯科診療支援から、地域歯科保健支援へ

７月と８月は数日間に大勢来る外部支援者のアレンジを中心として、その期間にあちこちを訪問するという体制とした。しかしそうはいっても、あいかわらず避難所などの状況は日々変化していた。芸能人の訪問などは突然連絡が入るし、手続きの日やバスの時間は、何事に

も優先された。

それでも、多くの方々とともにいくつかのチームに分かれて町内を回ることにより、届けられるモノも大きかった。ご厚意で宿舎も使わせていただき、体育館の小部屋の床よりも立派なベッドに寝ることもできるようになった。

さらに9月からは、保健活動に集約していくこととなった。また、できる限り同じ顔の中で回すことで、保健師たちも、いつも知らない人がかかわってくるよりは、徐々に知り合って行く顔見知りの方々のほうが活動しやすいとのことだった。

以降、外回り担当の歯科衛生士と、救護所・仮設歯科診療所内を手伝う歯科医師の若干名で、月1回訪問して、その時に求められること、もしくは提案して受け入れられることにじっくりとかかわるようになった。平成24年度からは歯科衛生士らによる歯科保健支援を中心に継続している。3年ほどは年度末ごとに、継続できるかどうか、来年度はどのような形が好ましいか、手伝ってくれているメンバーや保健センターの意見を聞いていたが、ある時、歯科衛生士のメンバーが「もう、いいんじゃないですか?」と言った。そう、もう、いいんだ。ただ僕たちは、毎月1回そこに行く。行って、やるべきことをやる。いつまでとか、変えるかとかは、考えて決めることではなく、必要とされなくなれば終わるだろうし、変えた方がよくなれば変えるだろう。ただ、それだけだ。女川町の復興は8年計画で進んでいるが、

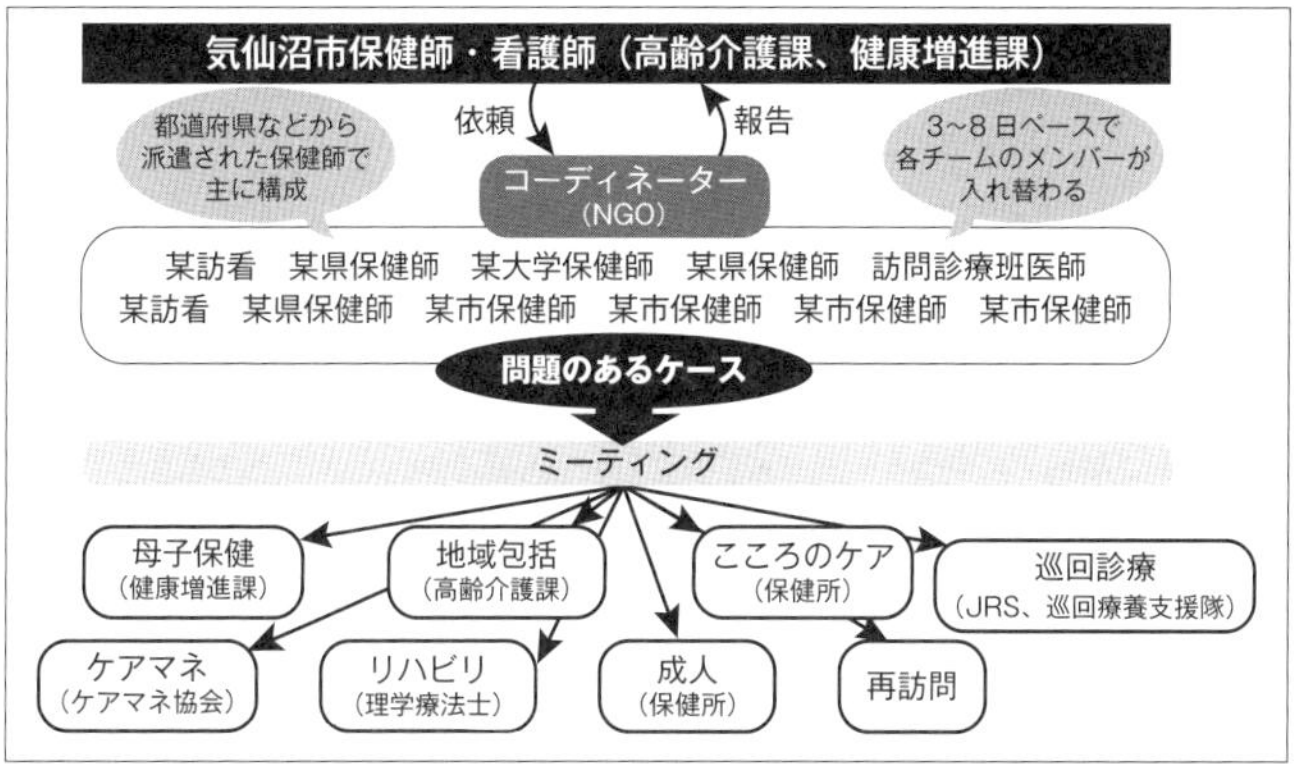

図５　東日本大震災後の気仙沼市における保健支援チームの組織イメージ。都道府県や市区町村からの派遣保健師、そして、民間NGOなどの保健師らとの窓口を一本化し、市保健師との情報共有は朝と夕の１日２回に極力限定し、市保健師の負担軽減を図った。

復興宣言が出るまでは毎月行こうと思っている。地域の支援に入るということは、その町が復興するまでが責任だろうと考えている。

コーディネート：地元職員と外部支援者とのギャップ

平成23年5月には、中越地震対応でご一緒したNGOの誘いで、宮城県気仙沼市に行った。業務は、保健センターの保健師が、全国からの派遣の保健師にアウトソーシングする業務を仲介するような業務だった（図５）。地名の読み方や行政区の区割りは地元雇用の運転手さんにサポートいただきながら、請け負った業務を分担・調整し、また集まった情報を集約して報告するという、いわば派遣保健師の現地コーディネーターのような感じだった。

業務以外でも、さまざまな対応が必要となる。たとえば、トイレットペーパーの在庫管理やボランティアセンターの案内、支援物資の状況など、とにかくありとあらゆる問い合わせが寄せられる。当然、中にはクレームのようなものもある。「本来はあの人々があいうことをするべきだ」とか、「もうこの時期なんだからこうするべきで、自分の地域ではありえない」など、良くいえば提案でもあるのだが、前後の流れが見えていないぽっと出の人々からの提案は、場にそぐわないことも多かった。受け手にとっては毎週のように同じことを言われるけれども、解決のしようがないことだったり、わかっているけどできないことだったりすると、だんだんと心を閉ざすという防御反応を起こしていく。そして、さらに攻め込まれてくると、「本当に自分たちがダメなんだ、自分たちのせいなんだ」と、うつ状態に入っていく。

民間ボランティアには、どんな状況でもとにかく身体を動かして手伝ってなんぼ、という意識がある。しかし、派遣の人たちには、口は出すけど手は出さないという方たちもいた。たしかに地元の方々が直接やるのが理想的だ。しかし、それができないから派遣が要請されているわけだ。派遣は期間が決まっており、それが過ぎればゆっくりお風呂に入って広い布団で暖かく眠れるのだから、何でもやって、何ならストレスも吸い取って持ち去っていただきたいくらいなのだが、うまくいかない時もある。結果、何日かに1回の時間制限つきのシャワーを浴び、狭い床の上で合宿のような避難生活をしている地元職員たちは、身も心も疲弊していく。

学生ボランティアなどの若者の中には、期限はあっても2～3か月と長期だったり、今までの社会生活経験も限られていたりして、どうしても現状が受け入れられないという人もいた。都会生活しか経験していない人は、地方の保守的な考え方や、非常時ではあるが迅速な変化を好まないところなどに悩み、泣きながら感情をぶつけてくる時もあった。つね日頃から「支援」とかかわり続けている僕たちにとっては、そういった支援者と受援者の業務や意識のギャップは「あるものだ」と思っているし、そこをどう調整するかというのはその場の現場判断で対応していくわけだが、慣れていない人はそれが受け入れられず、中には感情的になってしまう人もいる。災害時には多くの人手が必要であり、このようなギャップを埋め、とにかく現場の業務を円滑に進めることが、コーディネーターの役割であろう。

現場の問題を伝える役割を与えられる

女川町での歯科活動の報告をするために、宮城県歯科医師会にうかがった。その後の酒席で「困った支援者」について愚痴ったら大盛り上がりし、平成23年7月に宮城県歯科医師会館で話す機会をいただいた。これがその後、震災や災害のことについて話したりするきっかけとなった。

もともと、あまり発信したいという気持ちはなかった。しかし、愚痴という形から始まっていただいた機会を受けたのは、何かしら発信しなければならないという意識の芽生えてきたタイミングだったからだった。特にその時期に気になっていたことは、派遣されて戻った関係者が、既に復興が終わったかのように、そして、自分がどれほどすごいことをしてきたかというように、笑顔の記念写真とともに専門商業誌などに書いている姿を見るようになったからだった。これでは、現地で頑張っている地元の人は、まったく浮かばれない。いまだに苦しいなか、自分のことは後回しにして貢献しているというのに、たかが1週間で帰った人が、すべて自分の業績かのように発信し、その事情がわからない人はそれを受け入れてしまっていた。その現状に、大きな違和感はあるものの、現地の人にはもはや発信する時間や体力も残っておらず、ただ、見ているしかなかった。

そのような時に「話す」という機会をいただいた。「そういう役割もあるのかな?」と半信半疑だったがこれが意外と好評で、あちこちでお話させていただいた。もっとも、皆さんが期待していた「支援」とは、もっと違ったものだったのではないかと思う。「正義のヒーロー」

のような、駆けつけて命を救うようなものを期待していたかもしれないけれども、僕が見せたのは、どこにでもいる「腹の出た冴えないおっさん」みたいなものだった。一度、「コーディネーターにはどのような人が適していると思いますか？」という質問に「丁稚のような下っ端だと思います」と答え、自分としてはかなりいい答えだと思ったが、会場にはまったく受け入れられなかったこともあった。しかし、いまだに僕は、コーディネーターは能力ではなく、マインドだと思っている。その人たちがどうやったら働きやすくなるのか、この業務はどうやったらうまくまわるのか、それを見極めながら、とにかく頭を下げてお願いしつつ、時には根気よく理解を求めつつ、そして一日が無事に終わったらひとりニヤけて寝るというような、まったく目立たないものだ。内容としては、極めていけばコンシェルジュなのではないかと思うが、むしろ、家庭において母親が担うことの多い役割に近いと、いつも思っている。

家庭という概念をもち出すことがすでに理解できない時代に入っているのかもしれないが、「場」というものがあって初めて自分が輝けるというのは、だれもが理解できることだと思う。その「場」は、あうんの呼吸でできあがっているものだが、その「場」が崩れた時には、そのあうんの部分を調整するだれかが必要で、そうした「場」のバランスがとれていれば、その「場」で働くすべての人が活躍できる。そのバランスの調整役こそが、コーディネーターだろうと思っている。

人に依存しないシステムの必要性

災害直後のことは振り返ることができるだけで、今何ができるわけではない。次の災害にどう活かすか、ということが唯一のできることとなる。しかし、普段からやっていないことは災害時にできるわけがない。災害対策は、災害時に初めてスイッチを入れるような特別なものではなく、普段からやっていることを少し大きくすること、つまり、普段から電源は入っているけれども、スクリーンセーバーやスリープモードになっているパソコンを、瞬時に起動させるようなものだ。

これまでの災害では、阪神・淡路大震災の経験を、神戸市立中央市民病院の歯科口腔外科部長（当時）の田中義弘先生、足立了平先生、河合峰雄先生らが新潟に繋ぎ、新潟の2回の災害における経験とそこから作成された新潟県モデルを田中　彰先生が全国に提示してくださっていた。しかし、あくまでも人に依存している繋ぎであるため、それを受ける側も人に依存することとなるし、どうしても災害が起きてから動き出すということとなりがちで、ある意味スタート時点で後れをとっているということになってしまっていた。

ではどうすれば、犠牲になった方々にせめてものはなむけができるのか。その死を無駄にせず、不遇ではあったものの意味のあるものとさせるのか。そして、被害を受けた方々からおうかがいし、お預りした多くの情報や気持ちを、次の災害に繋いでいき、同じことの繰り返しを防ぐのか。それは、人ではなく、仕組みとして考えなければ難しい。あくまでも、システムに落とし込んでいかなければ、実際には発災と同時に自動的に動き出す迅速な支援とはならないわけだ。

災害時の支援が届くかどうかが、「たまたま」では困る。災害時要援護者と呼ばれる声をあげられない人々を含めた地域のだれもに、画一的に同じ支援が届くようにしなくてはならない。報道で感傷的に故人を偲ぶことはできる。正義のヒーローの大活躍の武勇伝に鼓舞されることもある。しかし、本来の災害対策とは、「何の特別なこともなく、しかし、だれしもが安全を確保できること」なのではないだろうか。これができない限り、災害のたびに「防ぎえたと思われる不遇の死」を遂げる人はなくならない。

「情報を制するものは災害を制す」という人もいるほどに、災害時のマネジメントにおいて、情報は重要である。しかし、情報が一部しか入らない場合は、評価や判断を見誤る危険性もある。歯科においては、自治体や歯科医師会を通して入ってくる人もいれば、病院や大学、もしくは協会のような団体の一部として、現場に入ってくる人々もいる。そのそれぞれから、同じ情報を提出してもらうような体制がなければ、あとから振り返ることすらできない。東日本大震災は広域にわたる災害であり、岩手県と宮城県の沿岸部では同じような対応がなされたものの、報告のフォーマットが異なり、全体を振り返ることができなかった。

用語や書式、方法論などを、歯科医師会や自治体のみならず、多くの歯科関連団体で統一することがまずは必要である。そのうえで、どこかのセンターにリアルタイムに集約し評価することにより、振り返りだけではなく、評価をしながら次の体制に活かしていくことができる。たとえば、チームの入れ替わる1週間おきに評価することとすれば、毎週、次のチームの体制を変更することができる。最大1週間の遅れで、適切な場所やタイミングで、最適なチームを送り込む、という需要と支援のマッチングを行うことができることとなる。これは、災害が広域になればなるほど難しくなるが、日本全国で助け合うためには、同一のシステムが必要とされる。つまり、自分たちの地区において使っているシステムが、他の地区に行っても同じく運用されているのであれば、だれがどこに手伝いに行っても、すぐさまそこで慣れ親しんだシステムで実働できることとなる（図6）。

あきらめずに声をあげつづけていけば、いつしか、自分が求めることを実現できる能力のある人にたどり着くものだ。自治体も含めた体制を多職種で考える必要性を感じており、歯科系出版社の座談会で、平成24年には東京都福祉保健局多摩立川保健所（当時）の矢澤正人先生と、平成25年には北原 稔先生とご一緒して、訴えた。そこで北原先生の公衆衛生マインドに火が付き、この話はその後、ほぼ自動的に進んでいくこととなった。詳細は、北原先

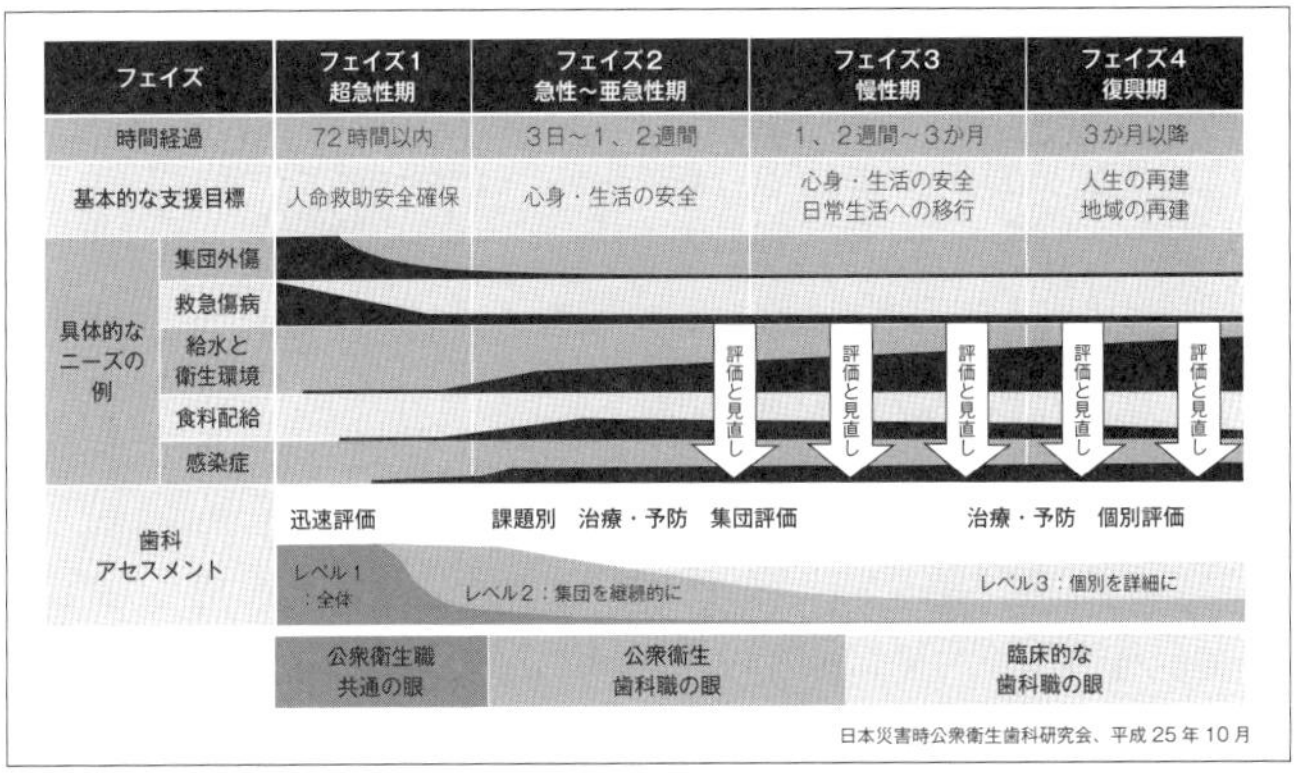

図6 フェイズごとのアセスメントレベルの経時的変化。超急性期は他職種による地域全体の迅速評価が行われ（レベル1）、その後、公衆衛生的な歯科の集団評価（レベル2）、個人評価（レベル3）へと移行する。集団は時期とともに変化し続け、定期的な評価が必要となる。

生の第5章をご参照いただきたい。

歯科としてまとめよう

日本歯科医師会では、平成24年度から災害時研修を見直し、身元確認を中心とした研修会から歯科保健医療を中心とする研修会へ発展させ、災害歯科コーディネーター研修会と題して続けている。平成25年度の初回の開催地は徳島だったが、当日の打ち合わせで徳島県歯科医師会の早雲講二先生が突然、「全部自分が責任を取るから、教科書的な資料を見ればいいような面白くない話はさっと終わらせて、自由に思いの丈を話すように」というようなことを言い出した。要するに、モチベーションがなければ何も始まらない、モチベーションさえあれば、あとは資料があれば準備はできる、という意味だったのだろう。

急遽、前の講師たちが話している間に追加プレゼンを作り、超早口で60分の話を40分で終わらせ、残り20分は持論を展開した。なぜ僕が災害にかかわることとなったのか、何が現場で問題だったのか、そして、今できていないことは何か。災害歯科保健医療連絡協議会に繋がる提案をさせてもらったのも、おそらくここが初めてだったのではないかと思っている。これが参加者に好評だったかはよくわからないが、早雲先生や他の講師陣たちにはとても満足していただき、そのまま毎回続けることとなった。

この研修会は、キャラバンのように全国7地区を回る。同じメンバーで地方を回っていれば、あれこれとまた建設的な意見が出てくる。日本歯科医師会の理事として災害対策に従事していた岩手県歯科医師会の大黒英貴先生のご尽力もあり、平成27年度初頭に災害歯科保健医療連絡協議会が設置されたことは、とても大きなターニングポイントだった（図7）。これでようやく、皆で同じ体制で協力し合う土台ができ、あとは枝葉部分である書式やアセスメントなどの方法論を、ひとつひとつ統一していけば、かならずや災害時の歯科の支援はより良くなるはずである。

これらのかかわりから、平成27年6月には、日本歯科医師会、日本歯科衛生士会、日本歯科技工士会のご協力のもと、『災害時の歯科保健医療対策』（一世出版社刊）を出版させてい

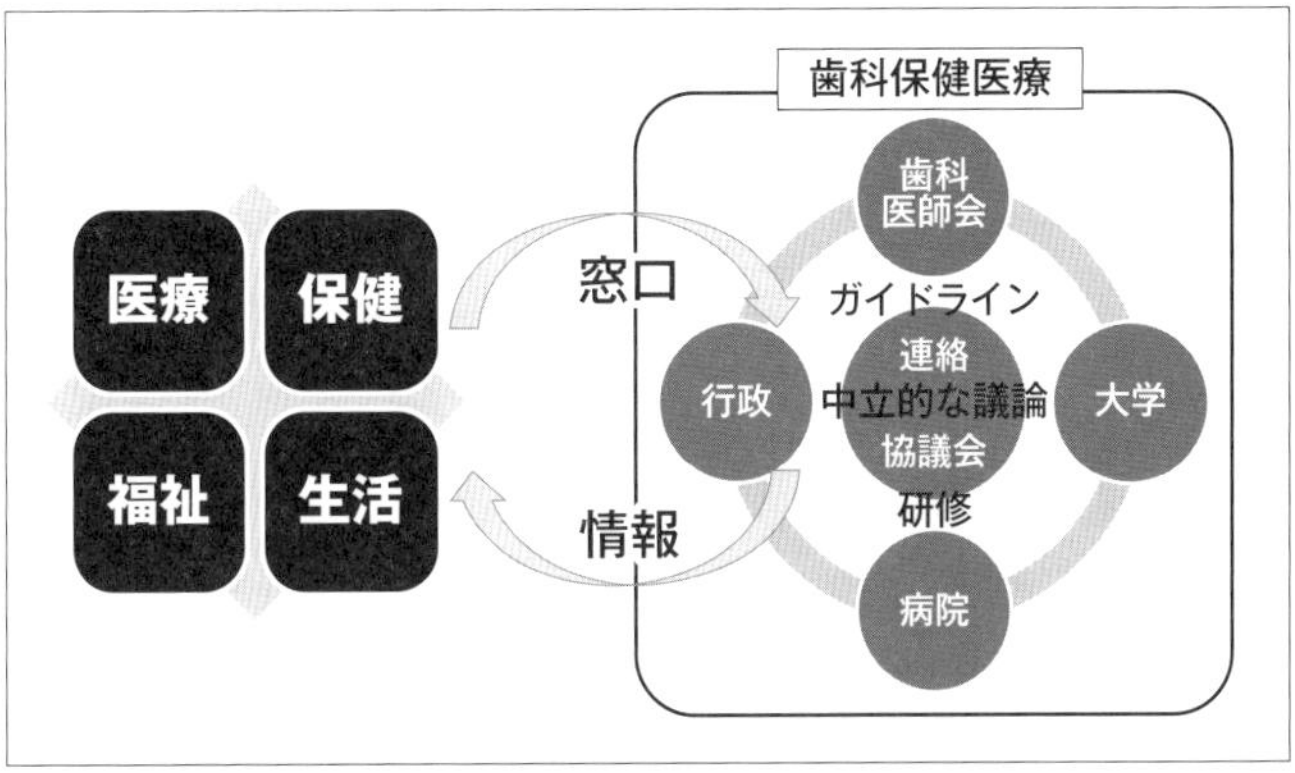

図７　災害歯科保健医療連絡協議会の概念図。歯科支援にかかわるすべての組織が連携することにより、研修やガイドラインなどを共有し、方針などを統一できる。情報に一元管理、連絡窓口や情報発信の一本化ができ、保健・医療・介護など他の領域との連携が組みやすくなる。

ただいた。これでとりあえず、情報は求めれば、すべて余すことなく存在するという状態は作ることができた。

女川町における歯科保健支援活動

ここまでくれば、僕が被災者からお預かりしてしまった責任は、おおむね取ったかと思える。そこで、僕は女川町という一地域とのかかわりに、じっくりと収束していくことができる。

女川町においても、平成23年４月から７月にかけて、日本歯科医師会、宮城県歯科医師会を介した全国からの計画的な支援活動が行われた。夏すぎには、避難所から仮設住宅に移行する人が増えてきて、むしろ、医療救護というよりも、新しいけれども問題の山積している地域における保健活動が必要となり、7月、8月の移行期間を経て、9月からは歯科衛生士を中心とした地域歯科保健支援へと変化していった。

保健師や看護師とともに、遠隔地の交通状況の悪い仮設住宅などまで訪問し、歯科保健活動にかかわった（図8）。まだまだ情報は届いておらず、歯科救護所（仮設歯科診療所）の設置状況なども含め、情報伝達という意味でも大きな意義があった。平成24年初頭の「健康をつくる町民のつどい」に歯科として参加させていただき、住民と歯科とを繋ぐという働きかけにかかわり出した。平成24年9月には、女川のご当地ヒーロー「リアスの戦士イーガー」とコラボしてイーガー歯ブラシを作り、以降、町内での歯科保健活動で使用している。仮設歯科診療所とイーガーとがコラボしたストラップやクリアファイルも作り、地域住民の生活の中にこっそりと歯科が存在するようにしてみたり、女川町商工会の協力のもと、各事業所への訪問歯科健康相談を行ったりした。

地域保健としては、喫緊の課題として挙げられている高齢化対策として、老人保健施設や特別養護老人ホームなどに対する口腔ケア指導や、特定健診における歯科相談などを行ってきている。また、子育て支援センターや保育所、小学校などでの歯科保健指導や、フッ化物洗口などの事業についても、かかわらせていただいている。

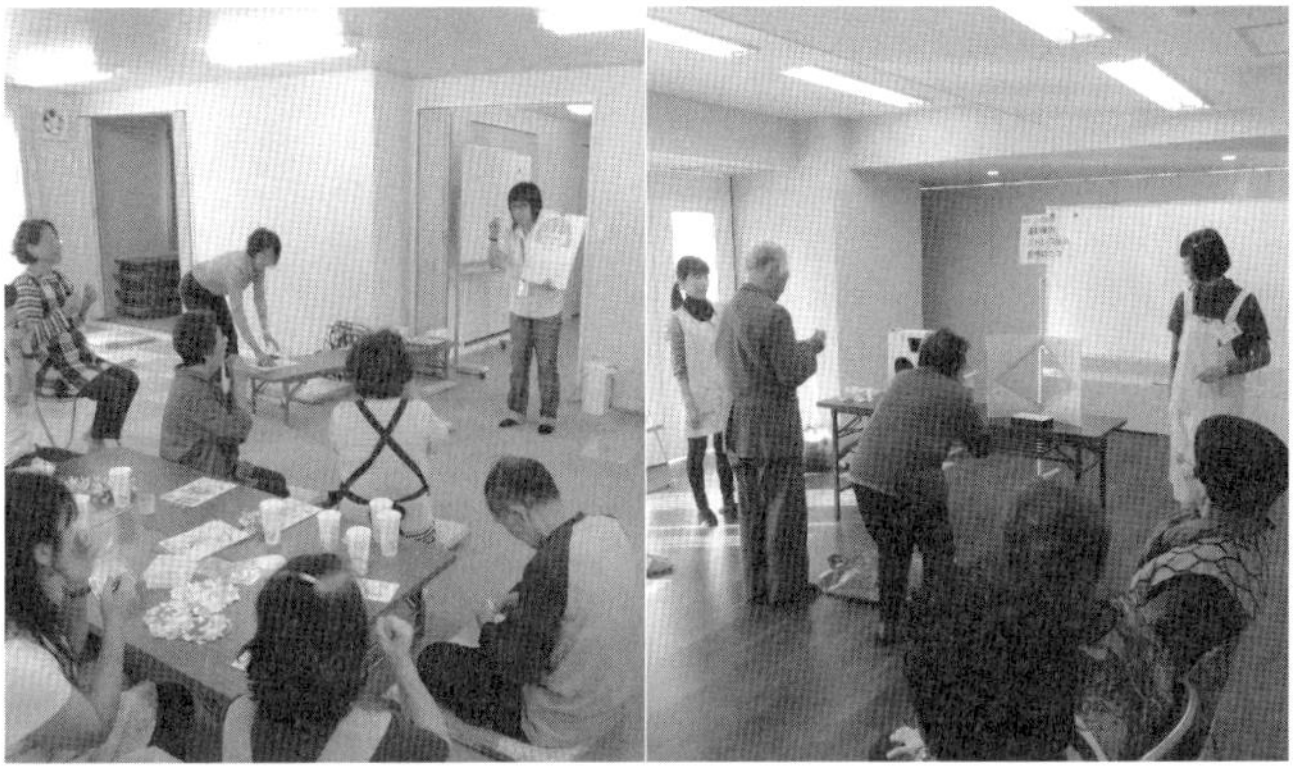

図８ 応急仮設住宅の集会所（左）、災害公営住宅の集会室（右）における歯科保健活動。保健師らとともに歯科衛生士が訪問し、風車を作ったり、歌を歌ったり、吹き矢で競ったりなど、楽しく口を動かす体操やレクリエーションをしたりしている。

平成27年３月に鉄路が復旧し、新生・女川駅前広場にて「まちびらき」が開かれたことにあわせ、商工会との連携においてイーガーまんが「はみがき編」を発行、平成28年２月の「健康をつくる町民のつどい」では「食育編」を発行した。

今後とも、唯一の歯科関係者である歯科医師を中心として、その手の回らない、しかし、保健センター単独ではなかなか難しい地域歯科保健活動を、女川歯科保健チーム（http://eagerdental.jimdo.com/）としてサポートしていきたいと考えている。

行政と民間の連携、ボランティアだからこその良さ

いろいろなことにかかわらせていただいているが、あくまでも個人ボランティアの集合体である。予算・決算は個人寄付者向けに作成してはいるが、監査が入るわけでもないので、執行が健全かどうかはわからない。しかし逆に、「ボランティアだからこその良さ」は、たくさんあると思っている。

たとえば、助成金の申請なども、多くは法人格を必要とする。そうでなくとも、通常の活動の年次報告書や会計報告を提出させることが多い。しかし、災害ボランティアは突発的に始まるものであり、かつ、後付けで組織化されていくものであるがゆえに、なかなか計画的な活動はできない。逆にいえば、計画的な活動を行う法人組織の業務となってしまうと、日々移り変わる被災後の地域行政との連携において、負担を強いることともなる。法人組織においては、年次計画が総会において立てられ、基本的にはそれに則った活動や会計が進められていく。つまり、そう簡単にやることを変えるというわけにもいかず、法人側としても業績が必要となる。

一方で、被災後の地域の状況は、日一日と変わる。「仮設住宅にほとんどの人が移動した」「復興庁ができた」「東北メディカルメガバンク構想が始まった」「仮設住宅から災害公営住宅に

移動する人が増えてきた」「小学校が統合された」「高校が特別支援学校になった」など、さまざまな変化が、とにかく日々起こってくる。その変化に緊急に対応せざるを得ないという場合も少なくなく、いくら全国からの応援職員が来てくれたとしても、現地職員の負担はとにかく大きい。

現地の皆さんも、地域住民のためになることをいろいろとやりたい気持ちはあっても、なにせ時間がなかったり、調整が困難だったりする。そのような時に僕は、「その日に予定が変わってもいい」と伝えている。僕たちボランティアは、ただ、皆さんのお役に立てれば、何でもいい。それが歯科だろうと、そうでなかろうと、どうでもいい。その日その場でその時に必要なことを少しでも手伝って、現地の皆さんが少しでも休めて楽になればいいわけだ。現地に行ってその変化を見て、地域の人々の話をいろいろ聞く、ただそれだけで、楽しく、嬉しく、満足するわけだから。

何か良いことを実行しようとする時に、組織においては、上司の決済や予算化が必要なこともある。そのような時は、こちらから依頼状を出して、必要経費を出せばいい。なにせこちらはただの任意団体なので、迅速に、採算度外視でも動ける。ぜひ効果的に活用いただき、必要なことを実行していきたい。

業績が出るかどうかはわからない。そうであってもその場に行き、お手伝いすることに意義がある。このような方針を貫いていても、心ある人々が支えてくれている。毎月欠かさずに支援をしてくださるNPO法人ウェルビーイング、物資購入資金をくださった新潟NPO協会、しばらくの間交通費のサポートをくださった日本予防医学協会、そして変わらず事業費を支弁してくださる宮城県歯科医師会、そしてイーガー歯ブラシの販売などを通して協力してくださっている方々。そのマインドをいただきながら、僕たちはただ、女川へ行く。

支援とはかくありき

支援とは、あくまでも相手が輝くための、縁の下の力持ちのようなものではないだろうか。影武者であり、黒子であり、御用聞きだと思っている。当然適任者は、その筋のプロやその道のおエライどころでなく、ものの言いやすい丁稚小僧みたいな人が良い。

よく「ボランティア」と言われるが、たいていは人間に対する無償の支援活動のことをいう。いわば隙間産業だ。どの制度でも賄えないことはたくさんある。その隙間を埋めることができた時、まさにそのボランティアは成功したといえる。ただし、そこで終わっては、ただのボランティアで終わりだ。そこから、建設的な意見を出し、具体的に提案し、そして解決していく糸口となることができれば、それは「事業化されておらず給料が出ない支援活動」

だろうと思う。

本来の「支援」とは、問題点から原因を見いだし、その解決案を提案し、それをなんとかして具現化し、普遍化していくための第一歩であるべきだと思っている。これは、すべての社会において当てはまることだ。需要と供給のアンマッチ部分を探し、その需要を満たすような商品を作り、そして需要側を刺激すれば需要は大きくなり、供給することによって事業化が図られる。しばらくすると人々は飽きてくるし、需要は満たされてきて、供給側としても利益率が落ち、事業終了となる。資本主義社会においてはすべて、このようなサイクルのうえに成り立っている。だれしもが、会社で、どこかで、毎日やっていることだと思う。

「支援」をして「ありがとう」といわれることに満足してしまっていては、物事は解決しない。そのような人の中には、自分が評価されるために「支援」ということを利用している人がいる。それでは、その「格差」は解消されない。

世の中にはどのようなことにも「格差」があるが、それは制度などでは絶対に是正できない部分だ。その温度差を心で埋めるのが支援であって、それは一方通行のものであっては絶対にならない。形のうえでの何かを提供する「支援」によって、提供した側は形のない何かを得て、そしてお互いが与え合った満足感を得られるようなものが、本来の「支援」だろうと思っている。

世の中の最大の支援者は、子どもの小さい「母親」ではないかと、よく思う。自分の身を痛めるところから始まり、四六時中世話をして、そして一銭たりとも支払われることはない。タイムカードはなく、社会保障もついてこない。そのような悪条件の中、どんなことがあろうとも、変わらない。家族という単位の助け合い、地域コミュニティという助け合い、そして、さらに大きな共同体における助け合いにおいて、皆それぞれが、自分のできる範囲のことをして、そして、譲り合い、分かち合えるような社会になればいいのに、と夢見ている。

第5章　「責任」災害時の公衆衛生こそ行政の責務

北原　稔（神奈川県小田原保健福祉事務所足柄上センター）

東日本大震災時の私――ともにこの災害と闘わなくては

平成23年3月11日の東日本大震災は、原子力発電所事故とあいまって、世界的にもきわめて大規模な災害となった。発生後5年を経過した今でも、いまだ復興に多くの課題が山積みで、依然として被災地では厳しい状況が続いている。しかも、今後、首都直下型大地震や東南海トラフ巨大地震などが予想されている。

このような大災害が地域で発生し、特に被災地となった場合に、行政の専門職はどう動くべきなのだろうか。これまでの大震災での多くの教訓から、行政歯科職もしっかりと連携した地域の組織的対応の方途を見いだすため、あの時の職場での体験から振り返ってみる。

3月11日、私は神奈川県のほぼ中央に位置する県厚木合同庁舎にいた。ゆっくりぐらぐらっときて、その後、何回か強く大きく揺れた。今までに経験したこともないほどの揺れに思わず、机の下にもぐった。揺れはすぐに収まることなく長い。その後、事務所唯一のテレビ画面の前に職員が集まっていた。これは現実なのか？　その映像に愕然とした。その日の神奈川県下の鉄道は、ほとんどが止まったままであった。運転再開の目途が立たず、東京や横浜でも住居の倒壊や火災、天井崩落もあり死傷者も出ている。関東にもかなり被害が出ている報道が続いていた。幹部職員が所長室に集合した。

庁舎全体の状況を把握し、建物の一部亀裂、敷地地盤の部分的沈下、室内物品の落下など見つかったが、来庁者や職員にけがはなかった。われわれ幹部と一定数の職員は、緊急事態に備え待機することになった。泊まり込みも覚悟し、管内の状況把握と本庁からの次の指示連絡を待った。

落ち着いたところで、職員の夜の食糧確保のために外へ出た。近くのコンビニに飛び込んで陳列棚を見て目を疑った。まるで廃業前の店頭かと思うほど、めぼしい食品がほんのわずかしかなかった。こうして、職場に泊まる職員と土日交代で出勤する職員とに手分けした。私を含む帰宅組は、混乱して渋滞するなかを徒歩やバス・車で帰る。トラックが横転し、通行不能となった橋や、津波警報で通行止めとなった海沿いを避け、回り道をしながら明け方に自宅に着いた。

翌日、私の通勤路線は運転再開の目処が立たず、数日間、海沿いの自宅から内陸の職場まで約2時間かけて自転車で通うことになった。一方、東北地方の被災地の悲惨な映像が、事態の大きさをつぎつぎと映し出していた。加えて、想定外の津波に襲われた福島第一原発の衝撃的な報道があった。恐怖と何もできない自分の歯がゆさ。そして、計画停電(＊1)が

＊1 〈計画停電〉東京電力の管内では、東日本大震災による電力危機のため3月14日から28日にかけて一部地域で計画停電が行われた。

始まった。さいわい職場周辺は停電から除外されたが、県下多くの地域では一定時間電気が計画的に止まった。

自転車通勤では帰り道はほとんど日没となる。時に途中で廃墟のような真っ暗な街に遭遇した。夜間の計画停電地区だった。街灯も信号も消え、月が隠れると路面がわからず転倒し、服やカバンが擦り切れた。家では、懐中電灯で食事をした夜もあった。闇の暗さを感じながら、ラジオで東日本の方々の報道を聞く。今までの恵まれた私たちの生活は何だったのか。被災者と一緒に闘わなくては——。この数日間の生活が災害へのさまざまな思いをつのらせた。

災害時派遣保健活動マニュアルに歯科が入っていない

行政機関の被災下での今後の対応を考えるため、神奈川での出来事を整理してみる。

3月14日朝、出勤後の保健福祉事務所業務は、所の被害状況の詳細報告や地域の情報収集、そして15日以降の業務調整などであった。歯科業務は、予約の入っている乳幼児や障害児等の歯科検診および予防処置、会議や講演会などの開催もある。どの程度長引くのかの仮の見通しを立てて、3つに分ける。①そのまま維持実施②縮小や限定して実施③延期あるいは中止——である。逆に危機対応で実施する業務を付け加える。最初はこうした調整連絡作業に追われた。その時、平時にはまったく考えていなかった危機管理対応の歯科業務に気づき、ＢＣＰ（業務継続計画）という言葉の意味が初めて実感をもった。

一方、計画停電が始まった日から、保健師の班がざわついた。在宅の難病患者の安否確認だった。医療機器装着者リストに基づき、確認し始めた。一刻の猶予もならない人工呼吸器のケースもあり、発電機の確保や患者宅周辺の停電中止の申し入れなどの対応を迫られた。

まもなく、3月15日に県庁から保健師等を岩手県大槌町に派遣するという指示が出された。同日、県は神奈川ＤＭＡＴ（災害派遣医療チーム）をすでに派遣していた。3月23日から「心のケアチーム」と「保健師チーム」が大槌町に向かうことになった。栄養士や歯科職も志願したが、今回は保健師と精神保健福祉士、医師になった。被災者の口腔ケアの重要性を痛感していたので「歯科職は派遣しないのか」と本課に問うた。しかし、「要請もない」とのことで落胆した。歯科の対応は歯科医師会中心で動いているらしい。たしかに、全国的にも行政の歯科職（＊2）はあまりにも少ない。

避難所や施設の口腔ケアでは、歯科衛生士や保健師、看護師による対応が適任である。し

＊２　〈自治体の常勤歯科職の配置状況〉平成25年度末の保健所および市区町村の地域保健事業にかかわる常勤職員の配置状況をみると、保健師2万5087人がもっとも多く、次いで管理栄養士3066人、薬剤師3002人であるが、歯科衛生士714人、歯科医師154人と歯科職員は少ない（平成25年度地域保健・健康増進事業報告より）。

かし歯科衛生士の組織的な人材調達は難しい。それならば避難所での保健師活動の一環で口腔の健康管理も頑張ってもらうしかない。本県保健師の災害保健活動には、歯科保健も視野に入れた活動展開をしていただこう。そう考えた。

さっそく、県の災害保健師派遣と保健師マニュアルを確認した。しかしそこに歯科保健の内容はまるで欠落しており、愕然とした。被災地に旅立つ保健師向けに、災害時の歯科保健支援の簡単なマニュアルを大至急作成しなければならない。そう思い立った。

歯科保健支援のために作成した保健師用の歯科マニュアル

3月17日朝、神奈川県保健福祉事務所（当時9カ所）の歯科職にメールを送った。

「歯科職の皆様、至急、お力をお貸しください。今回、被災地に支援に行かれる保健師さん方がいらっしゃいますが、その方が行かれる時までに『被災地災害用口腔ケア支援マニュアル（仮称）』を作成して、持参してもらいたいと思っています。内容は……」

県保健福祉事務所の歯科職メンバーとメール上でのやり取りが始まる。保健師第1次派遣の6日前のことだった。

今まで、在宅療養者の訪問口腔ケアや介護予防の口腔機能向上のマニュアルを作ってきた経験の応用だ。高齢者や障害者・有病者等の口腔衛生の悪化と口腔機能低下にどう対処するかである。当分、歯科業務は休止となり時間はある。職場の身近な保健師から意見も得た。

問題は被災した避難生活下での状況設定、つまり環境も用具も劣悪な状況が重なることだ。想像では描けても経験的に未知であった。インターネットでの情報収集が主となる。まず各地の災害時保健師活動のマニュアルと厚生労働科学研究の報告書が役立った。その資料が、本書の共著者でもある足立了平先生と中久木康一先生によるものと知ったのは、後にお二人に出会い、あらためて過去の資料を確認した昨今のことだ。

さて、県の仲間とのメール上のやり取りで、必要かつ十分な保健師用マニュアルへと修正ならびに整理を繰り返した。こうして3月25日の2次派遣チームの出発までの短時間に、神奈川県歯科職独自の『災害時避難所口腔ケア支援の手引き（保健師・看護師用）』と『災害時歯科保健用ポスター』（＊3）が完成した（図1）。このマニュアル（媒体と手引き）は、全国保健所長会ＨＰにも掲載された。

＊3　〈『**災害時避難所口腔ケア支援の手引き（保健師・看護師用）**』『**災害時歯科保健用ポスター**』〉全国保健所長会ＨＰに、国立保健医療科学院の安藤雄一先生により日本口腔衛生学会ＨＰにも掲載された。現在は、国立保健医療科学院「歯っとサイト（災害対策）」（https://www.niph.go.jp/soshiki/koku/oralhealth/saigaitaisaku.html）で閲覧可能。

事前の地域診断と現地での迅速的なアセスメントの必要性

派遣保健師向けの歯科マニュアル作成活動と同時に、派遣地である岩手県大槌町の基本情報をインターネットで集める作業を行っていた。いわゆる「地域診断」である。

地域保健の専門職にとっての基本的なステップだ。住民の健康を規定する地域の暮らしや、地理・気候・風土そして保健医療資源などの情報把握である。さらに保健衛生状況などの統計資料を集める。事前に収集把握できるものもあれば、現地を観察・調査して初めて把握できる情報もある。災害時であっても同様である。ただし、被災地の状況は日に日に大きく変化する。その状況変化をモニターして対応する必要があり、きわめて動的だ。

看護職も歯科職も、ケアの前に身体状況を把握して課題を分析する。いわゆる「アセスメント」である。地域診断では対象が個人でなく「地域」となる。つまり「地域のアセスメント」である。今回の派遣先は避難所ではあるが、そこは被災した地域住民のコミュニティである。活動展開の基礎に、被災前の地域情報も含めた情報収集が意味をなす。

一般の地域歯科保健活動での対象は日々に大きくは変わることは少ない。人口や社会などはゆっくりと変化する。しかし、急性の感染症などの場合は、突然に発生してみるみる変化するため、スピード感がまったく異なる。これまで歯科保健にそのような危機管理業務はそ

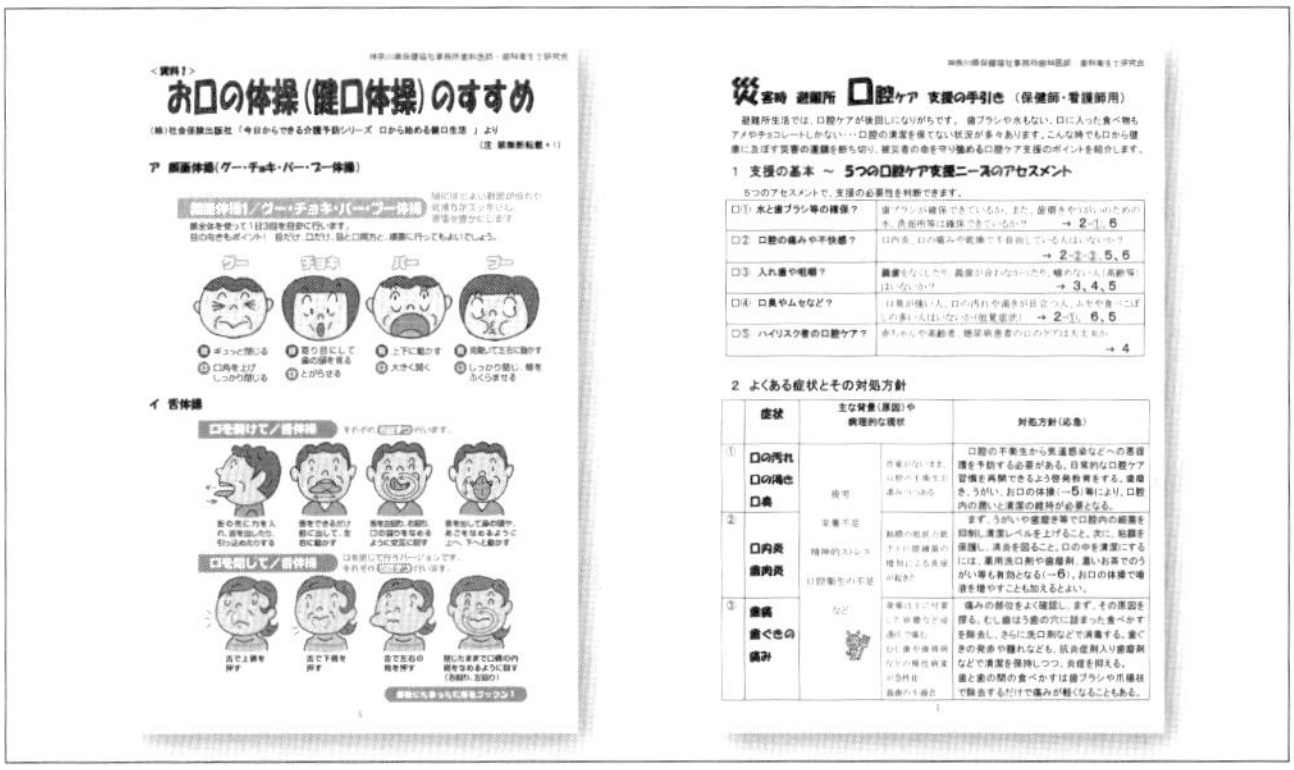

図１　『災害時避難所口腔ケア支援の手引き（保健師・看護師用）』と『災害時歯科保健用ポスター』。

ぐわないと思い込んでいた。しかし、今回の災害対応を目の当たりにして、この考えは大きく崩れ去った。変化するスピード、その中での状況判断、社会・組織が崩されたなかでの秩序の構築。過酷な被災状況下にある人々を歯や口からの健康危機を守る、いわば健康危機管理である。

保健師に担っていただく歯科のマニュアルの冒頭に盛り込んだ内容がある。避難者も移動し、たえず変化する避難所の歯科保健状況をその都度把握し、課題分析していただくアセスメント作業である。他職種が漠然と見ただけでは歯科のニーズは顕在化しない。避難所で観察すべき歯科ニーズのアセスメントマニュアルを冒頭に記載し、その結果で関連ページを参照する。他の歯科マニュアルには、このような形式は見当たらなかった。

後にそれは「ラピッドアセスメント」という概念と結びつくことになった。

避難所保健師から見た災害歯科保健の状況

私には東日本大震災以前も被災地での活動の経験は一切ない。ただ派遣される保健師に口腔ケアのマニュアルを手渡し「現地に行って、使ってみてどうだった?」を聞き、追体験はできた。さらに各派遣者からの報告書や写真も入手した。この報告書のおかげで所属の異なる保健師の派遣先での活動もあわせて知ることができた。

神奈川県からの派遣チームは4~6日間の支援活動だった。第2次、3次、4次と派遣チームからの情報が届き、最後は8月7日で終了する22次派遣まで、巡回型で避難所等をめぐる「心のケアチーム」と、定住型で避難所活動する「保健師チーム」の2組があった。保健師チームの方は、保健師2人と心のチームとも兼務する運転手からなる。いずれも前のチーム等からの情報を得て被災地の概況を知り、現地入りする前にそれぞれの参集拠点に行く。

保健師チームは、被災地の管轄である釜石保健所が拠点で、毎朝のミーティングで地元の担当保健師や他自治体の保健師と、現地の最新の様子や他のチームとの支援状況などの情報交換を行い、避難所入りしていく。その会場は他県自治体からの保健師チームの寝場所でもあった（図２）。

第１次チームだけは、朝のミーティングで「不確かでわずかな情報を得て」との記録だった。次のチームからは、ここで直近の現地の様子や他チームの動きなどの情報を得て、帰りには１日の活動報告書を提出し、地震で傾いた宿に泊まったという。現地の保健所が自治体の保健師チームの役割分担や調整作業を担っていた。この動きは重要なことである。ここに現地の災害医療対策拠点（＊４）の役割を知った。

災害時の組織的な保健師活動の実態

各チームの報告書を時系列にして再度整理し、読んで見えてきたことがある。本県の保健師が１つの地域、１つの避難所につぎつぎと交代でバトンを繋ぐ支援の体制、つまりライン

＊４　**〈現地災害医療対策の拠点〉**　当時、釜石保健所管内では、釜石駅前の「シープラザ釜石」に医療関係者が常駐しており、ここが「医療チームの拠点」となって、夕から夜に医療チームだけのミーティングが行われていた。一方、各地からの保健師チームは釜石保健所が拠点となって朝にミーティングが行われ、必要に応じて両方に参加していたとのこと。なお、当初は派遣第１陣がまず県庁に挨拶に行くことが検討されていたが、あまりに遠いので、釜石保健所で大槌地区の担当者と会う設定になった。

体制での支援の実態である。神奈川県の保健師同士が、同じ神奈川のユニフォームを着て、前チームから次のチームへと情報を繋げていく。繋ぎながら役割や活動の内容も変化し充実していく。

日を追うたびに変化していく避難所状況の記載と同時に、被災者に寄り添う保健師の記録に「信頼され」「心情を打ち明けられ」などの言葉が増えてくる。保健師継投リレーで繋げてきたのは情報だけではない。同一のユニフォームだけでもない。派遣者は交代する一方で被災者との心の距離は、次第に縮まり繋がってくる。初対面の被災者が「神奈川県」のユニフォームを見て、親しげに心情を吐露してくる。信頼を寄せられた保健師は感動し、その使命に奮い立つ。「保健師活動の原点に戻った」などとの記録もあった。「繋ぐ」という言葉の深みが伝わってきた。

これは平時の保健師の訪問業務そのものだ。災害支援では引継ぎまでの期間は短いが、訪問記録をベースに前任者からのバトンをリレーしていく。歯科保健支援の場合は、どのように組織的にリレーして繋ぐのか。地元と心の通う横のすり合わせと継続的ライン体制。今後の大事な課題だと感じた。

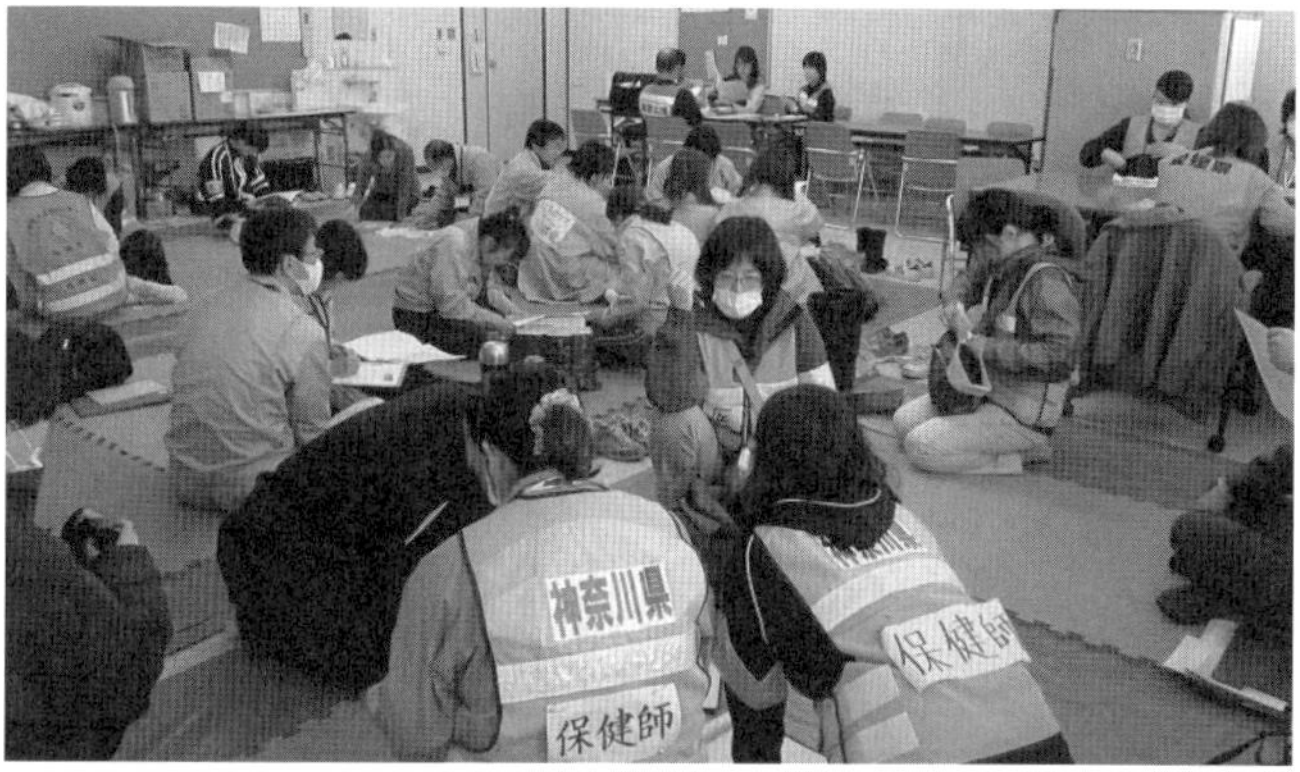

図2　釜石保健所における朝のミーティング。13自治体の保健師の寝場所でもあり、寝袋や炊飯器を片付けたなかで行われた（写真提供：神奈川県・山本恵子保健師）。

平時から他の職種と連携・協働することの大切さ

派遣保健師チームの報告書はA4判1枚。そこに避難所等の状況、活動期間・場所・活動者・活動内容・課題・感想などを簡潔に記載する。ここに短く書かれた歯科関連の記録を見つけた時、マニュアルを手渡した意味があったと思った。

発災13日後の3月23日からの第1次派遣では、混乱した現地状況の把握と心のケア巡回活動の周知が主たる活動で、続く2次派遣では避難所での環境整備や活動パターンの確立が中心とあった。歯科の最初の記載は3月30日（発災19日後）からの3次派遣にあった。記録者は過去に一緒に仕事をしたベテラン保健師だった。

聞くと、避難所に山のように運ばれていた援助物資の中から保健用品を整理し、すでに歯ブラシなどの歯科用具も十分届いていたという。しかし、出発時に職場の歯科職から託された洗口剤があった。それを洗面所に配置すると、これが大人気で1日半でなくなったという。津波から逃げてきた当初は、避難所は寝る場もないほど混雑していたことや、給水タンクから水は出ていたが、沸騰させないと飲めないない不自由な状況だったようだ。

また、洗面所に口腔ケアの重要性を訴える文面がすでに貼られていたとのこと。撮影した写真の片隅に、その発行元が「神戸常盤大学」と写っていた。その時の保健師は「避難所にはそれまでも歯科チームは来ていなかったはず」という。これは歯科職が掲示したのではないのかもしれないと思った。

医療チームは、保健師の到着以前から駆けつけ、1日おきに巡回していたが、歯科の巡回はなかったという。その後の活動報告会で、今後の課題の1つに「歯科医療が入らなかったことで、義歯や歯痛で困っている高齢者も多く、その対応ができなかった」と発言している。

4月2日（発災21日後）からの4次派遣は、当所からの保健師でマニュアルにあった健口体操を最初に実践した。避難所で何もすることなくお菓子ばかりを食べている幼児学童を見て、お年寄りと一緒に片隅に集めた。そこで指遊びゲームやお口の体操を実施したという。

そのようなちょっとしたことでもよく笑ってくれて、暗い鬱々した気持ちと緊張がほぐれ、喜んでくれた。被災者が歯や口で不自由だったと話してくれた。歯磨き用の水も不自由だったし、義歯を失った方や歯が痛む方など、避難所での歯の様子がここで明らかになってきたという。マニュアルのアセスメントも思い出し、歯ブラシが大人用の大きなものだけで、歯磨き剤も小児用はなかったことにも気づいたそうだ。

また、夜間は義歯を外せない方がほとんどだったという。遺品探しなどから不在者が帰る夜。時にがれきに混じった悲惨な姿に出会い、深いショックを受けている。そのような方々のために、洗面所に新しい歯ブラシも配置したという。さっそく、釜石保健所での朝のミーティングで歯科の問題を話したという。しかし、返ってきた答えは、町から離れた釜石市の歯科診療所が４月４日に開設したとの情報だけだった。隣の釜石市の歯科診療所までは車でも40分程度かかる。高齢者には通えない。「なぜ、医療チームの訪問に歯科がないの？」という問題意識を強くもったとのことだった（＊５）。

その後、しばらく歯科の記載はなかったが、４月16日（発災35日後）と５月16日（発災65

＊５　**〈医療チームの訪問に歯科がない〉**　岩手県歯科医師会は発災翌日には、対策本部を立ち上げ懸命かつ組織的に動いていた。しかし、岩手県沿岸部は歯科診療所も含め広域に被災し、緊急に求められた身元確認作業に大半の人員が割かれたため、発災後しばらくの間、器材や口腔ケア用品の提供、仮設歯科診療所設置等の支援にとどまっていた。

日後）の報告書に再び歯科の記載があった。記入者を見ると、二人とも以前に健口体操の普及事業をともに行った中堅保健師だった。聞いてみたら「現場で即興に作りあげた媒体を使って、積極的に口の体操や口腔衛生も盛り込んだ健康教育を行った」と、その時の活動の写真を送ってきた。彼女が避難所を去る時、トイレの中に使った歯科の媒体の一部を貼って帰った。

ここで、あることに気づいた。私たちは保健師にマニュアルをただ渡せば良いと単純に思っていたが、どうやらそうではない。それが効力をもつのは、平時の保健活動での歯科との接触経験の内容が左右するようだ。さまざまな被災者ニーズに対応するなかで、過去に行った業務の延長では動けるが、初体験の歯科活動には積極的に挑んだりはしない。また、必要性を感じるきっかけがなければ、あえて口の中まで観察はしない。被災者から聞かれ、訴えられて初めて歯科の状況を知ると考えて良い。こうして多くの歯科保健ニーズは、潜在化して対応も遅れてしまうのだろう。平時から保健師等と連携・協働した歯科活動がいかに大切だったかを教えられた。

現地で見えなかった歯科チームの活動

3月末頃には新聞やテレビに、がれき撤去や炊き出しだけでなく、種々の保健福祉ボランティアが被災地に赴く情報が増えていた。この情報に混じって、各歯科医師会が歯科診療車を出して活躍する報道も耳にした。

この避難所においても、3月30日からの3次派遣チームはつぎつぎ来る種々のボランティアに対応している。保健所の朝のミーティングでその都度伝えられ、必要なケースとの調整を始めた。避難所内の巡回診療時に付き添い、時には心のチームの車にも同乗し、周辺被災者を含めた要介護者等のニーズ把握も始めていた。その結果を次のチームに伝え、避難所リーダーとも相談し、個々の被災者に合わせて足浴・針灸マッサージなどのサービス提供がなされていく。縦割りで訪れるサービスを現場で横に繋げる。現場ならではの公衆衛生活動である。

このように保健師は、要介護者の全身清拭やガーゼ交換などの直接的な個別ケアも残るなかで、他の保健医療系サービスの調整役を発揮していった。その後、「避難所チームにも専用の車が必要」との強い要望が神奈川県庁を動かした。4月末には派遣先の避難所から周囲の小さな避難所や家庭に巡回訪問指導等を展開する方式が確立していった。4月28日（発災

47日後）の時点での報告書には「拠点避難所に巡回先避難所ごとの不足物品の一覧があり、効率的対応ができ具体的対応方法もイメージ可能になった」との記載もある。

一方、歯科はといえば、4月6日（発災26日後）からの5次チームがメガネと義歯製作のチームが来るとの予告掲示を見つけた。しかし、その保健師は歯科チームとは会うことはなかったという。4月18日（発災37日後）に仮設役場付近に仮設歯科診療所がようやく開設された。大槌町で開業していた歯科医師が交代で診療を実施し、巡回バスも動き始めていたが、わざわざ出かける高齢者の利用は少なかったという。

5月の派遣保健師からの報告では、事前の連絡もなく歯科の巡回ボランティアが突然やってきた日があったが、朝のミーティングでも歯科チーム巡回の話しは聞いた覚えはなかったともいう。保健師チームと歯科との連携が図られていない。現地での調整が及ばなかった。全国から保健医療支援活動に従事したとされる職種別の人数が示されるにつけ、歯科医師や歯科衛生士の少なさも気になった。他の地域で歯科ニーズは的確に把握され、調整されていたのだろうか。

こうした気がかりが残されたまま、この記憶もその思いも山のように蓄積した日常業務再開の渦中に埋没していってしまった。

公衆衛生魂に火を付けた出会い

東日本大震災から２年後の平成25年４月、中久木康一先生からメールが届いた。

「東日本大震災の教訓を生かし、歯科のアセスメントを標準化したい」

この時、私の中で震災の日から強く残っていた思いに火が付いた。中久木先生がモデルに示した歯科衛生士の個別アセスメントに、集団を診る立場としての問題意識を感じた。多数の被災者の歯科保健ニーズにどうアプローチするのか。公衆衛生の大先輩方から譲り受けた“public health minded”という言葉も心に浮かんだ。

ここで少し時間をさかのぼる。まだ被災地派遣が続いていた平成23年７月、初めて中久木先生とお会いした。災害時歯科支援媒体と手引きを目にした国立保健医療科学院の安藤雄一先生に、分担研究への協力で呼ばれた時である。行政メンバーとして先遣隊や調整役で被災地に行って活躍された先生方が数人集まっていた。被災地体験のない私は半ば後ろめたい気持ちで、保健師用の口腔ケア支援マニュアル作成と派遣活動への後方支援の意義をお話した。

大勢の被災者の健康管理・災害関連死予防にどうアプローチするか。まず、生き残る最低限の生活や救急の医療のニーズが求められ、口腔内の困り感や口腔衛生などの歯科ニーズは潜在化しやすい。保健師等も他の医療や保健福祉チームへの調整対応の中で、歯科への気づきは後回しとなる。

被災した歯科診療所も抱え、歯科支援チームの少ない日程のなかで、いったいどう活動展開すれば良いのか。特に、発災後に刻々と変化する状況下で、もっとも悪影響を受けやすい要介護者等には、より迅速な対応が望まれるはずだ。そのような災害弱者はどこにいるのか。この対象者に寄り添って組織的な活動展開していた保健師や看護師等に、歯科チームの派遣をどのように連携させたら良いのか。歯科医師・歯科衛生士の動きは、あの時の保健師の目には見えてこなかった。保健師の組織的な活動と歯科の活動とを連携する体制をどう構築したら良いのだろうか。

立場の違いを繋いだ一冊の本との出会い

そのようなくすぶりを残したまま平成24年末に偶然、一冊の本に出会った。災害拠点病院である石巻赤十字病院の医師・石井 正先生の『東日本大震災 石巻災害医療の全記録』（講談社）である。発災1週間後、石巻地区には状況不明の約300カ所もの避難所があった。この避難所約5万人の公衆衛生ニーズを、16の医療チームで何と3日間で把握させた。これによって食糧すら届かない避難所に加え、トイレ環境などがあまりに劣悪な衛生状況が明ら

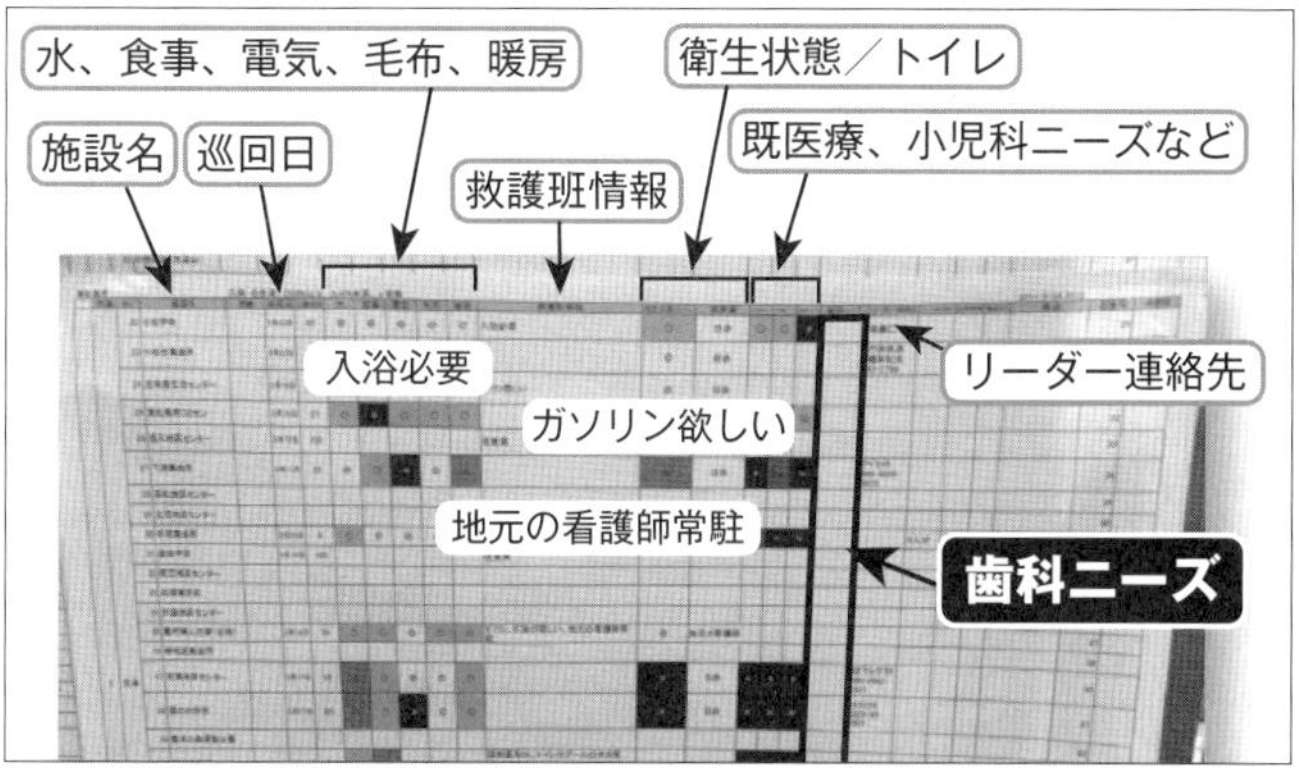

図３ 対策本部のボードに貼られた避難所アセスメントの様子（写真提供：東北大学大学院歯学研究科加齢歯科学分野）。

かになったという。

これらは、本来はまず市町村が対応する内容である。もちろん、都道府県出先の公衆衛生機関である保健所等も対応してほしい内容だが、役所が被災し、最悪の状況である被災地からの情報は断絶していた。従来は都道府県も被災自治体からの要請があって動く体制になっていた。

石巻でいち早く避難所に駆けつけたＤＭＡＴや医療チームが目にしたのは、そのような想定外の医療ニーズだった。水やトイレ、感染症、慢性疾患管理などの公衆衛生課題だったという。石井先生は宮城県から県災害医療コーディネーターを委嘱されたばかりでもあったという。そこに、公衆衛生対応も含む現地コーディネーターの役割が求められた。

派遣されてきた各地の医療チーム等に、水や食事、トイレなど種々の公衆衛生ニーズの情報収集を行うよう指示したという。各地からのチームを調整統括し、たった3日間で約300カ所の避難所の公衆衛生課題を把握したのである（図3）。災害拠点病院が被災した行政機能を補完し、現地の公衆衛生対策の情報収集機能を担った。ここで避難所の課題把握のために急遽作成したのが「避難所アセスメント票」であった。それを各医療チームに手渡し、急がれる公衆衛生対応のための迅速評価を可能にしたのだった。しかも、そのアセスメント項目の中に1項目だけ歯科ニーズも盛り込まれていた。いたく感激した。本には「ラピッドアセスメント」という言葉がちらっと書かれていた。

私が求めていた概念は「これかもしれない！」と、その語感から直感的に思った。それまで漠然と描いていた避難所の歯科ニーズのアセスメントに強烈な刺激を与えられた。災害医療など関係法規とともに、このラピッドアセスメントを調べ上げた。大規模災害時下の歯科保健対応への体制づくりのスタートラインは、このアセスメントである。つまり、どの場所に、どのような支援が、どれほど必要かを迅速に判断するために皆で使える標準的なものさしづくりなのだ。

ここで、医療救護や災害公衆衛生活動の中で歯科状況を把握する考え方の整理「アセスメントの3段階のレベル分け」という位置づけを描くことができた（図4）。

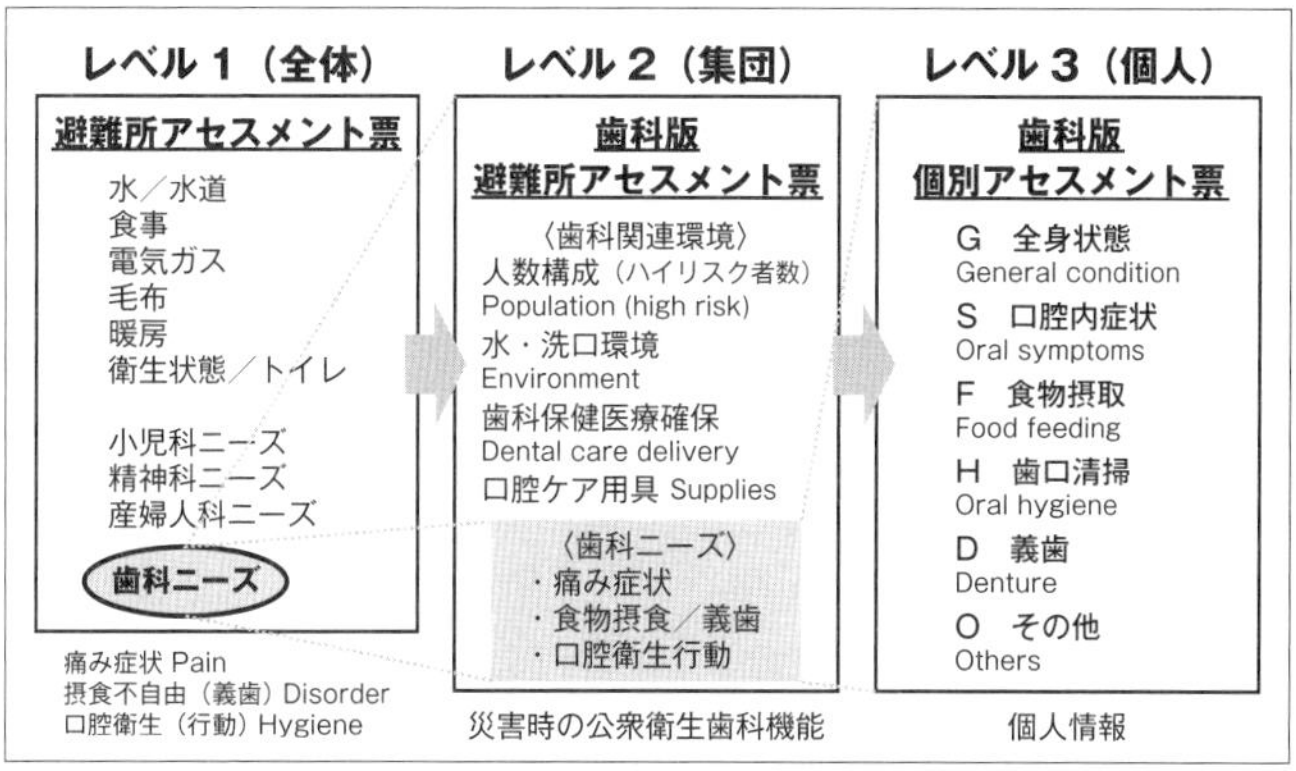

図4　歯科口腔アセスメントの三重構造。

まず、第1段階は、石井先生が実施した災害急性期から喫急に求められる医療や公衆衛生支援のポイントを迅速簡潔に把握する避難所アセスメント。この第1段階の全体把握に、最低限の歯科ニーズの把握も盛り含む。次に、その歯科のトリガーも受けて、第2段階は歯科保健医療として具体的にどんな支援が必要かを短時間に集団的にざっくり把握するアセスメント。これは歯科職だけでなく他職種でもできるもの。そして、第3段階として、個別ケースの歯科職用のアセスメント。ここに図4のような、レベル1・レベル2・レベル3として三重構造を描くことができた。

こうして中久木先生からのメールと道筋が繋がって見えてきた。さて、自分に何ができるのか。その昔に地域歯科保健研究会（通称：

夏ゼミ）で８０１０を生み、全国的な８０２０運動への流れづくりにかかわって学んできた体験が去来した。この課題を関連する多方面の仲間と共有して繋がりながら、歯科界全体のものとして深めていけるかもしれない。そう思った。

歯科総力戦のための標準化と連携体制づくり

平成25年7月に全国地域歯科保健研究会（以下、夏ゼミ）が盛岡の地で予定されていた。そこで災害時歯科の話題をお願いしよう。さっそく、岩手県庁の森谷俊樹先生に聞いて驚いた。彼が岩手県歯科医師会とともにあの震災の際に行った避難所の調査活動である。求めていた第２段階目のアセスメント（レベル２）の原型が現実に存在していた。

こうして、夏ゼミ翌日の7月28日、中久木先生や森谷先生らと盛岡でワークショップ「災害時公衆衛生歯科機能と避難所等歯科アセスメントの標準化」を開催した。岩手県歯科医師会からも温かい支援をいただき、夏ゼミから23人が集まった。

動き始めると偶然が続く。大学時代の後輩保健師が大槌町にいて、しかも被災者だった。さっそく再会した彼女も合流し、夏ゼミの多彩な参加メンバーに加わった。おかげでワークではアセスメントだけでなく避難者の複雑な思い、ボランティア対応への難しさ、救急医療の中での歯科の立ち位置など、災害時歯科への多面的な課題が噴き出した。大きな災害だけに、あまりにも多くの側面を有している。標準化すべきアセスメント項目内容にも多様な指摘をいただいた。

圧巻は、森谷先生そして岩手県歯科医師会の大黒英貴先生が淡々と話された実践内容であった。県本部として、避難所等にどのように組織的に歯科保健医療支援を展開したかであった。大規模災害時の歯科保健対応には、まずは行政と歯科医師会とで連携する体制づくりが少し見えてきた。

「どのような」歯科保健医療サービスを必要とする災害弱者が「どこに」「どれだけ」いるのかを把握するため、「迅速で的確な把握のための統一の指標が必要である」。この認識では皆は一致した。最後に、この議論をベースに当面の目標として「翌年5月の第63回日本口腔衛生学会総会（熊本）までにアセスメントの標準化案を作って世に問おう！」となった。

さっそく、全国行政歯科技術職連絡会（行歯会）のメーリングリスト（以下、ML）を通して盛岡ワークの結果報告を掲載し、本格的な標準化案の検討作業メンバーを全国に呼びかけた。こうして平成25年9月28日、神奈川県歯科医師会の協力のもと、18人の参加を得て横浜ワークショップを開催した。

岩手県の調査票をベースとして、標準アセスメント票を協議した（図5）。そこでは行政歯科職の災害時の役割や配置計画、指揮命令系統はどうするのか。アセスメントはだれが、いつ、どのように実施するのか。保健師や栄養士等の情報収集や情報共有をどう図るのか。歯科医師のみならず歯科衛生士の調達はどうするのかなど。アセスメントに先立つ現実的な課題も少しずつ整理されてきた。

バラバラだった歯科が1つの線で繋がってきた

こうして歯科の標準アセスメントの暫定版が完成した。ＭＬ上で公開し、平成26年5月、熊本での日本口腔衛生学会のミニシンポジウムで、東日本大震災時の歯科保健対応にかかわった主要関係者の体験とともに暫定案の検証を行うことになった。

厚生労働省での当時の対応者は、柳澤智仁先生で歯科保健課での調整を担当していた。さらに、宮城県の歯科関係者を探ったところ、石巻の石井先生の避難所アセスメントに歯科の項目を提案した東北大学歯学部メンバー（当時）から小嶺祐子先生にご参加いただいた。その結果、中久木先生、森谷先生も加え、歯科対応として実際に国・都道府県、そして現場レベルで動いた人々の姿が、同一線上に繋がってきた。

熊本県歯科医師会の協力も得て、シンポジウムの狭い会場は満員となった。標準化したア

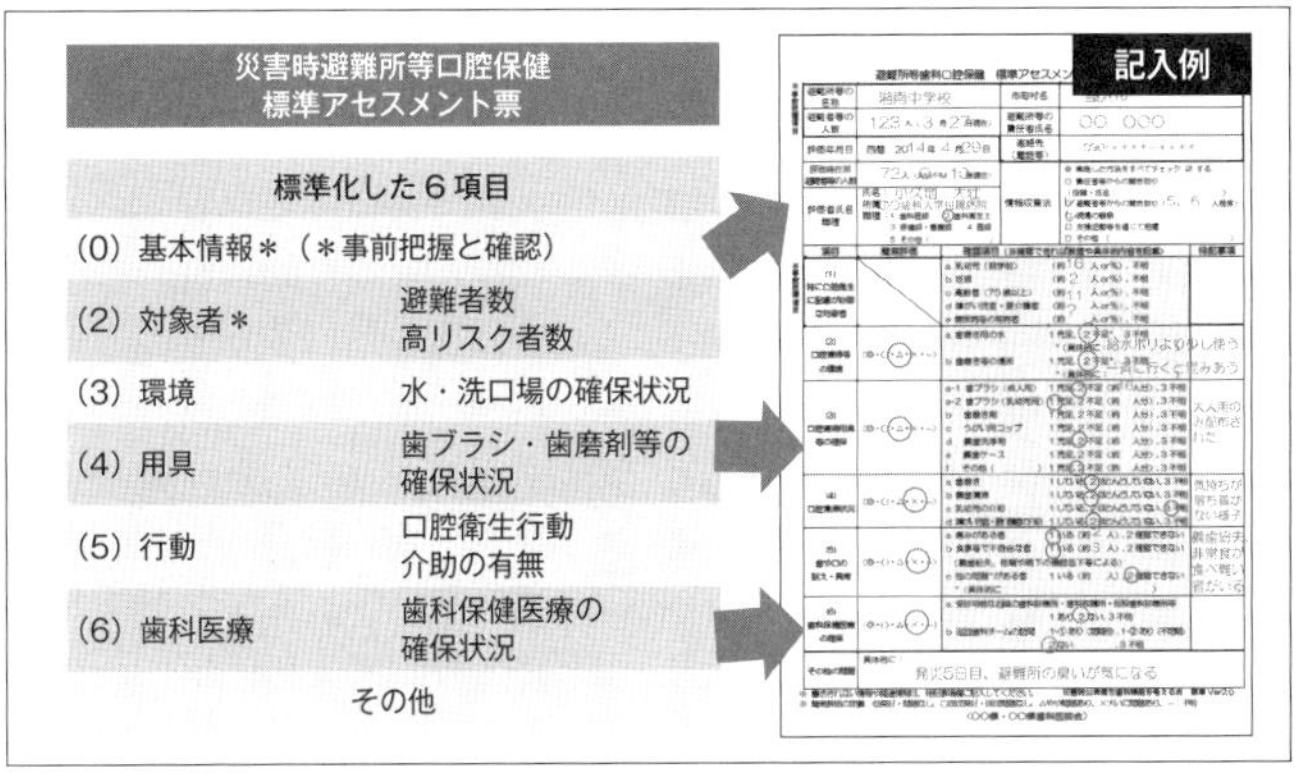

図5　災害時避難所等歯科口腔標準アセスメント票。

セスメントと組織的な連携対応で、歯科ニーズを迅速に把握する重要性について参加者からも理解が得られ、ほっとひと息ついた。

気になったのは、肝心の行政歯科職からの反応が期待したほどではなかったからである。平成24年3月の医政局長通知（＊6）では「災害現場に近い保健所が医療チームの配置調整、情報提供機能を担う（趣意）」と災害対応強化が求められている。全国保健所長会でも大規模災害時の公衆衛生業務の重要性が位置づけられていた。被災地の行政機能の低下を支援する公衆衛生チームの必要性も議論されていた。

にもかかわらず、何かもう一つ反応が足り

＊6 **〈医政局長通知〉**平成24年3月21日付け厚生労働省医政局長通知「災害時における医療体制の充実強化について」（医政発0321第2号）

なかった。災害対応の公衆衛生こそ、公衆衛生中の公衆衛生歯科だと感じてきただけにショックであった。

どの歯科職も災害時口腔ケアについての知識や技術への反応は比較的高いが、災害対策の仕組みや法規など、担当業務外からピンとこないのだろうか。私も力不足であった。

今までの災害マニュアルがそうであったように「受援」を忘れ、自分の足元が安全な所からの単なる「支援」だけの発想ではならない。大規模災害時は業務の枠を超えて他の職種と心ひとつに連携し、大きな目標に向かわなければならない。東日本大震災時の神奈川県での体験を思い出した。皆が一緒に混乱の中に身を投じつつ、標準化したアセスメント票を用い、具体的に体制構築の動きが実感できる参加型の演習が必要だろう。

次はあらゆる緊急事態に対応するための総合調整システムＩＣＳ（＊7）をベースにし、より実践型のワークショップを工夫してみようと思った。

ICSを学び図上訓練で実感もつ

20XX年2月X日火曜日、午前7時51分天候は小雨、通勤中に激しいめまいのような大きな衝撃に襲われた。相模湾を震源とするマグニチュード7・9の大地震である。この大地震で首都圏の多くの建物は倒壊し、火災が発生し、道路に亀裂が走り、列車は脱線転覆し、携帯電話も不通となってしまった。多数の死傷者が出て、ライフラインの復旧も遅れ災害は長期化し、多くの避難生活者が予想される。

このような想定で、平成26年7月27日猛暑の東京において、災害時公衆衛生歯科機能を考える御茶ノ水ワークショップがスタートした。全国から参集した行政・歯科医師会・病院・大学等の各分野に勤務する歯科医師・歯科衛生士が職種別に「運命カード」を引く。カードの指示に従い、県庁の災害対策本部下で歯科対応業務に入る者。歯科医師会の役員として県歯災害対策本部に入る者。被災地保健所や地区歯科医師会の現地対策本部に入る者。自宅も診療所も被災し、命からがら避難所に入る者等。それぞれの状況下に分かれて、ＩＣＳ等をベースに歯科保健の対応体制とマネージメントを探る熱いグループ作業と全体討論が行われた。ＩＣＳを学んでいた岡山県保健所の河本幸子先生にも加わっていただいた。

突然に起きる大規模災害対応。行政や医療機関でバラバラに働いている全国の歯科職が、

＊7　〈ＩＣＳ（インシデントコマンドシステム：Incident Command System）〉米国であらゆる災害に対応するために個人や組織を統制管理して指揮命令するために標準化された組織管理（マネージメント）のルール。ＩＣＳの基本構造は指揮調整（command）、対応（operation）、兵站（logistics）、企画（planning）、総務（admin/finance）からなる。この考えをベースに全国保健所長会研究班では「保健所健康危機管理対応指針日本版標準ＩＣＳ／ＩＡＰ／ＡＣ」として、現状の保健所組織機能に合わせて整理している。

その災害急性期の時から、平時は別々の他の公衆衛生チームとの連携を求めつつ、皆一丸となって長期化する避難生活で、災害弱者の口腔保健低下によって失われかねない生命を守る対応体制づくり、いや、「受援」対応体制づくり（＊8）。その共通目的のため、歯科のニーズと資源を繋ぐ簡潔な共通指標『災害時避難所等歯科口腔保健アセスメント票』はどうあったら良いのか。

こうして被災下の混乱した事態の中で、行政と歯科医師会が広域拠点と現地拠点で組織的な連携を構築していく意義と課題が実感をもちながら見えはじめた。

図6はこのワークショップの企画段階から見えてきた都道府県対策本部と現地対策本部との立体的な受援体制である。その中軸にあるのは、各拠点で調整機能の要となるべき歯科医師会の災害歯科コーディネーターと行政の一員である歯科職の使命と役割の醸成だった。机上のマニュアルだけでは無機的だが、ゲームのような訓練で頭を動かしてから話し合うワークで関係機関が一堂に会し、体制を検証し、それぞれの立場での対応方針が明確になることも体験した。

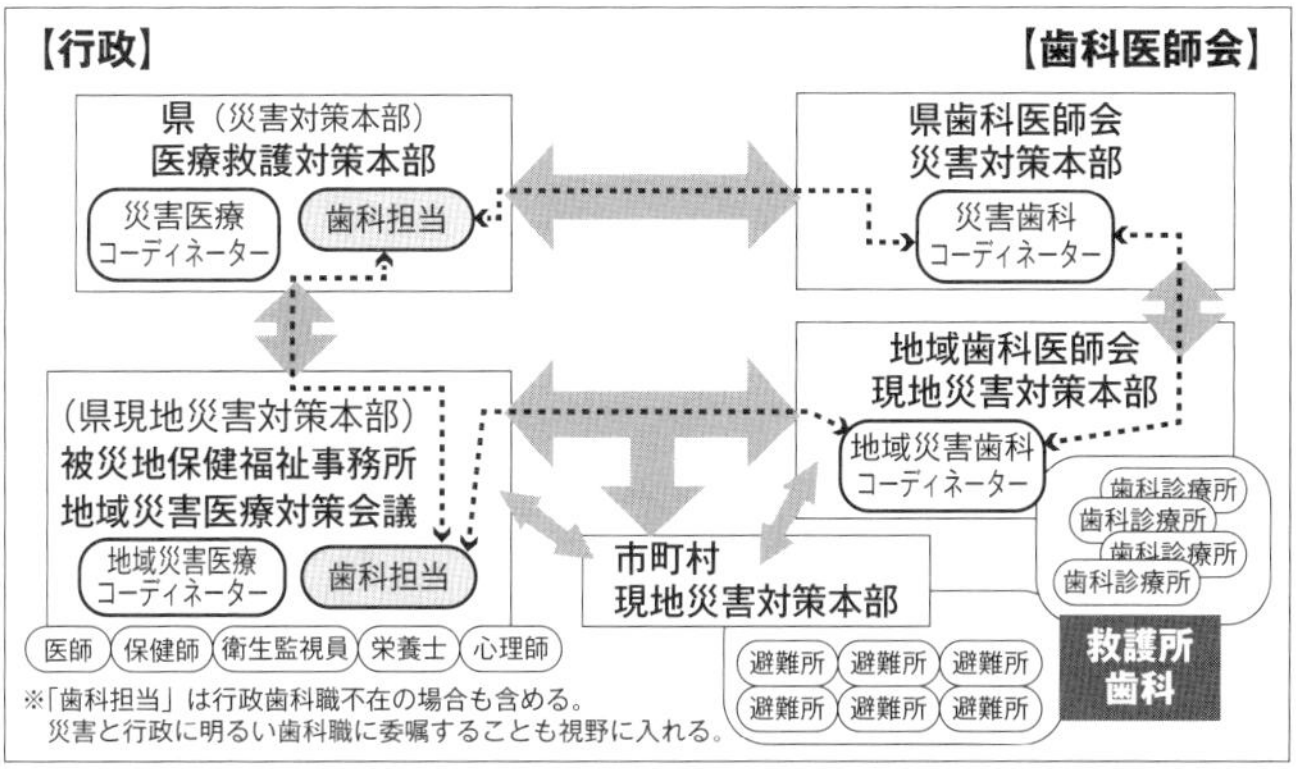

図6　災害時歯科口腔保健対応体制アウトライン（基準イメージ図）。

「受援」対応体制づくりも平時にあり

こうした有志とのワークショップの結果と経験をベースに、いよいよ、みずからの自治体で歯科版標準アセスメントと対応体制づくりの訓練である。まず、平成26年に県庁関係課そして所長会に災害時歯科保健の重要性と、歯科医師会と行政歯科職の連携対応の動きを説明した。理解が得られたところで、本庁と出先、そして政令市の行政歯科職と保健師等も交えた研修となった。標準アセスメント票と対応体制を確認する図上訓練である。

＊8　**〈受援体制、受援対応体制〉**「対応体制」という言葉を使っていたが、この頃から被災地に身を置き支援を受ける側に立ったニュアンスを強めていたので「受援体制」や「受援対応体制」と表現した。

こうして平成27年末、いよいよ県内の各地域の歯科医師会災害担当者と全行政歯科職等とが、具体的な共有連携を深める研修となった（図7）。90人を超える関係者が、圏域ごとに初めて顔を合わせた。行政と歯科医師会が互いの災害時の拠点や地域の避難所等を地図を囲んで話し合う。受援対応体制づくりの目指す「本丸」は、災害弱者の避難生活現場である。そのような病院や福祉施設・福祉避難所等をマッピングしていく。

そこでの歯科ニーズの把握と対応の第一線となる看護師・保健師等とは、日ごろから連携した活動が必要である。災害時対応とは、まさに、平時の地域包括ケアシステムのＢＣＰである。特に、大規模災害時には都道府県拠点と現地拠点との大きなネットワークの力で、被災地外からの支援者と支援物資の資源配置を調整できる広域的受援体制を構築していくことが重要となる。

現在、国は全国衛生部長会、全国保健所長会、そして公衆衛生学会からの強い要望を受け、大規模災害時に行政機能の低下した地域の公衆衛生支援を効率的かつ効果的に行うＤＨＥＡＴ（Disaster Health Emergency Assistance Team：災害時健康危機管理支援チーム）（＊9）の具体的な実施方法を検討している。この動きに合流し、歯科職もＤＨＥＡＴメンバーに入れる素地づくりを意識して進めなければならない。

一方、より多くの歯科衛生士人材の組織化などの課題も大きい。まだまだ途上である。こ

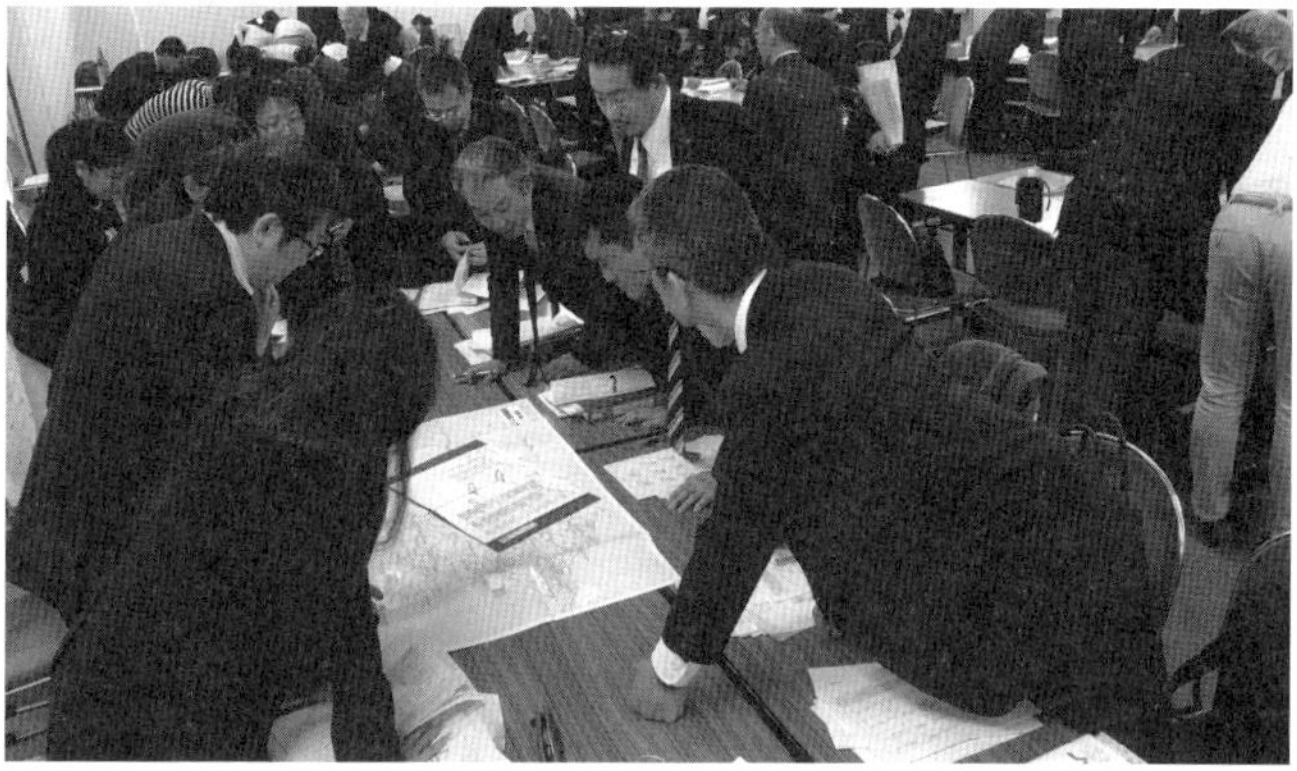

図7　平成27年度神奈川県歯科保健研修。「大規模災害時歯科保健対応体制づくり」。

こまで実践するなかで、多くの再会や出会いに恵まれた。その中で新たな学びや繋がりも生まれ、各地の仲間の努力の痕跡を知る。それらを紡いでいくなかで物事が深まりながら見えていく。時間はかかるが、災害時の公衆衛生は行政の責任かと思う。

＊9　〈DHEAT（Disaster Health Emergency Assistance Team：災害時健康危機管理支援チーム）〉大規模な健康危機管理事案が発生した都道府県及び保健所設置市（指定都市を含む）における保健医療活動の指揮調整機能を支援するとともに、当該都道府県が行う被災市町村の後方支援に係る技術的助言を行うチーム。おおむね医師、保健師その他の公衆衛生に関する専門的知見を有する人材により構成される。災害医療コーディネーターが官民の多様な機能を一体運用する組織横断的な指揮調整機能を行うのに対し、DHEATは行政内部の縦割り組織の横断的な指揮調整機能を担うとされる。

おわりに――繋がる受援対応体制づくり

大規模災害となれば、被災地では地域の保健医療ニーズは圧倒的に増大する。それが長期化するほど歯科ニーズは膨れ上がる。しかも、人手不足や物資不足のため、外部支援が必要となる。

今後は第一に、被災の側つまり「受援」に身を置いた危機管理がまず求められる。自治体と歯科医師会との連携を軸に、支援に行く歯科職が現地で他職種と情報交換し、繋がる受援対応体制づくりがあって、幅広い被災者への効率的な歯科保健力が発揮できる。それが広域拠点と地域拠点との有機的な連携となって総力戦で闘える立体的な体制づくりなのである。第二に、支援に行く歯科職は被災地で他職種と的確に連携できる体制確保がいかほど重要か真剣に考えておく時である。第三に、みずから被災地に駆けつけられなくとも、派遣される保健師等が歯科ニーズを把握し対応できるような後方支援もたいへん重要である。情報も断絶し、組織・社会・行政が混乱状態となる。その中で被災者とくに災害弱者の歯科口腔からの健康を確保しなければならない。

これらは、現在の地域保健医療福祉活動の危機管理業務として、しっかり平時に訓練しておくべきことである。

あとがき

本書は「気持ち」の伝わる本を作りたい、ということから企画した。災害にたまたまかかわってしまった人間として、継続するためのシステムを構築しなければその責任が果たせないのではないかと思い、これまでやってきた。しかし、ずっと何かの違和感を自分に覚えていた。考えてみると、自分を動かしていたのは、災害対策でもシステム論でもなく「気持ち」だ。単に、お互い様の助け合いの精神の中で、心が熱くなりたいだけだった。気持ちがぶつかりあうような現場だからこそ、感じることが多く、いただくことも多く、そして、人として生きている充実感があった。

そこで、私を突き動かした「気持ち」を伝えたく、私に「気持ち」を伝えた先人たちをお誘いした。企画に賛同し、それぞれがきわめて多忙のなかで、快く協力してくださった著者各位に心から感謝したい。

そのような本書の編集中に、平成28年（２０１６年）熊本地震が発生した。内陸の断層の地震であり、４月14日午後９時26分、４月16日午前１時25分と、都道府県庁の熊本市も二度の震度６強を経験した。群発する地震は、その後２週間で１０００回を超えた。最大18万人の避難者が出たが、２週間後もいまだ３万人以上が避難しており、就寝時の地震による家屋倒壊を恐れての車中泊によるエコノミー症候群が問題となった。

県庁所在地が被害を受けた時には、自治体の動きは遅くなるものだが、準備が整っていない場合はさらに遅くなる。熊本市においては、要支援者3万4000人強に対し、176施設との提携のもと1746人が福祉避難所に受け入れが可能とされていたが、4月22日時点で福祉避難所として使用可能な施設は33施設、入所者数は70人に留まっていた。最大震度7を2回体験し、多くの建物が倒壊した益城町においては、要支援者120人を受け入れる計画だったが、一般の避難者が殺到して開設できていなかった。計画はいかに実行的なところまで練り上げて、何の申し合わせもなく自動的に動くところまでの訓練を平時より取り組んでおかなければ、災害時には実行されないということの表れともなってしまった。避難所に散在する要支援者に対する保健医療活動では、効率的に対象者を顕在化することもできず、指定避難所となっていなかった施設などを含め、把握に時間を要した。

多くのことが東日本大震災の教訓を経て、一段進むことができており、歯科に関しても同様であった。JMAT（日本医師会災害医療チーム）に歯科が帯同することは、平成26年度より計画されてきたことであり、このたび実行に移された。宇土市や阿蘇市に派遣された医療チームにおいては、歯科が帯同することにより対応できたこともあるだろうと考えられる。

しかし益城町においては、JMATの歯科と歯科支援チームが重なり混乱が生じ、現場における歯科医師会、歯科衛生士会を含めた体制づくりの調整には1週間近くを要した。医療チームに歯科が帯同してくることや、自治体の保健チームに歯科職が入ってくることも、現場との調整をして連携をとらなければ、混乱を招く要因となる。地域が中心的にコーディネートすることができない場合、だれがその役割を演じるのかということも含め、今後の参考とすべき事例であろう。

情報発信の迅速性については、日本歯科医師会（以下、日歯）においても、平成27年度の後半にようやく災害に関するホームページを作成したところだった。日歯の意思決定は、ちょうど三役が皆災害に関係したことのある人物だったこともあり、早かったのではないかと思う。しかし、ホームページなどの更新には業者や担当者を介すため、少し時間がかかる。われわれで動かしている日本災害時公衆衛生歯科研究会も、その中心となる担当者があいついで現地入りしてしまったことにより、事務的な労力不足によって情報発信が乏しくなり、また、システム上その情報を簡易的に記録していくブログのようなものがなかったため、通過していってしまう情報となってしまった。

東日本大震災では、各県ならびに各チームによってアセスメントの記載用紙が異なることが問題となった。レベル2のアセスメント用紙は、数回のワークショップを経てバージョン2をもって全国統一版となったが、その後の実践的活用は初めての経験だった。書きにくい点が多いのは、主にレベル2のみではなく、現場では、レベル1も、もしくは、レベル3も、同時に評価することになることもあるからであり、用紙自体の見直しも必要だが、運用方法についても検討課題が残された。レベル3の用紙については、日本歯科衛生士会が先行して提案してくださっているものを試用したが、再検討はこれからという提案段階であったため、多くの問題点が指摘されることとなった。しかし今回、これらの用紙を中心に、用紙を統一するということについては、おおむね理解いただけてきた部分があり、一歩前進したとは思える。

コーディネーター支援としての派遣や、事務局支援としての派遣も、今回初めて行われたことだった。かつての経験がある第三者が、その場を見て提案したり、以前はどのように対応したのかという相談に乗ることができるということは、とても大きなことだったと思われる。すべてにおいて必要なことは決定だが、それを実行していくためには、多くの調整および事務作業を要する。事務局の派遣に関しても、対応は少し遅れたものの、これもまた役に立ったとは思う。しかしいずれにせよ、本来はもっと早くから、そしてずっと継続的に行うことができれば、さらに良かったと思うことは自明である。

派遣チームは、4月22日より派遣された。本震から数えれば6日後と、東日本大震災における1か月後よりも相当に早めることができた。南阿蘇村のチームは、摂食嚥下対応を含む

「口腔機能支援チーム」と呼ばれ、早期から高齢者福祉施設を巡回するなどの発展をみせた。しかし、派遣チームの構成や期間は、それぞれの派遣元のアレンジに任されているため、職種や専門分野が適応しないチームもあり、継続的な対応に結びつかなかった面もあった。派遣チームの構成員の選定、その方々に対する事前連絡と研修など、次に向けての課題は多く残された。派遣に関しては、その体制整備とともに、コーディネートの事例集や、自習できる派遣者用マニュアルと持参物品セットの作成など、まだまだ準備していかなければいけないことも多い。

とにかく、災害時は迅速な決定と情報共有・発信が必要と思われる。大きな組織がかかわることだから簡単ではないのかもしれない。しかし、だからといってこのままでは、他の支援チームからすでにかなり遅れをとっている状態は回復できず、末はお荷物になってしまう。歯科においても、今年度災害が起きて派遣要請が出た時にはこのチーム、というチームをあらかじめ設定しておき、いつ派遣されても即座に対応できるような訓練や物品の準備を地域ごとにしておくというようなことが、必要なのではないかと考えている。

多くの報道メディアが、口腔ケアと誤嚥性肺炎の関係を報じた。4月23日の熊本日日新聞、4月28日の西日本新聞をはじめ、熊本のラジオなどでは連日、誤嚥性肺炎の危険性を報じてくれていた。熊本の先生方の働きもあり、5月2日には毎日新聞、5月3日にはテレビ朝日で報道され、阪神・淡路大震災の後に足立了平先生たちが「命を守る口腔ケア」を訴え出してから20年、高齢化率の上昇なども関係しているだろうが、社会の認識がだいぶ変わってきたことを実感した。

繋がったこと、繋がらなかったこと、そしてまた、新たな課題に対して繋げなければならないこと。

阪神・淡路大震災から繋がってきた襷《たすき》を、次に繋げていく。社会状況も人口構成も天候のごとく変化しつづけ、終わりはないが、それぞれがそれぞれの役割をまっとうしながら、駅伝のように繋げていければ良いと考えている。

平成28年　初夏

中久木康一

著者プロフィール

佐藤　保（さとう・たもつ）

一般社団法人 岩手県歯科医師会会長。公益社団法人 日本歯科医師会副会長。1980年、岩手医科大学歯学部卒業。岩手医科大学歯学部第一保存学講座を経て、1989年、岩手県盛岡市にて佐藤たもつ歯科医院開業。岩手県歯科医師会常務理事、専務理事を経て、2015年7月より（一社）岩手県歯科医師会会長に就任。（公社）日本歯科医師会理事、常務理事を歴任し、2016年3月より同会副会長に就任。

足立了平（あだち・りょうへい）

神戸常盤大学短期大学部口腔保健学科教授。歯学博士。1978年、大阪歯科大学卒業。同大学歯科麻酔学講座を経て、1981年4月、神戸市立中央市民病院歯科。1989年6月、神戸市立西市民病院歯科。1995~2000年、神戸市立中央市民病院歯科に所属しながら仮設診療。2000~2008年、神戸市立医療センター西市民病院。2008年4月より現職。2009年4月、ときわ病院歯科口腔外科部長兼任。阪神・淡路大震災での被災と支援活動との経験から、歯科保健の重要性を発信しつづける。

田中　彰（たなか・あきら）

日本歯科大学新潟生命歯学部教授。博士（歯学）。1990年、日本歯科大学新潟歯学部卒業。1994年、同大学大学院新潟歯学研究科修了。2001年、同大学新潟歯学部附属病院口腔外科医長併任。2005年、同科助教授（現・准教授）。2013年、スイス・ベルン大学医学部頭蓋顎顔面外科学講座留学。2014年1月より現職。2006～2016年3月、日本歯科大学新潟病院地域歯科医療支援室室長。2007年、新潟県歯科医師会中越沖地震災害対策本部特別顧問。2011年3月、新潟県歯科医師会東日本大震災災害対策本部総括担当。現在、同本部特別顧問（コーディネーター）を務める。

斎藤政二（さいとう・まさじ）

南三陸病院歯科口腔外科部長。歯学博士。1986年、東北大学歯学部卒業後、同大学第二口腔外科入局。1989年、公立志津川総合病院歯科に勤務し、歯科医長、歯科口腔外科部長を経て、2015年12月より現職（2005年10月に公立志津川病院、東日本大震災後の2011年6月に公立南三陸診療所、2015年12月に南三陸病院と名称変更）。南三陸町の地域歯科医療に従事し28年目を迎えるなか、地域医療の再生・復興とともに、過疎地の病院歯科に求められている歯科医療のジェネラリストを目指している。

中久木康一（なかくき・こういち）
東京医科歯科大学大学院医歯学総合研究科顎顔面外科学分野助教。歯学博士。1998年、東京医科歯科大学歯学部卒業。2001年、スリランカ・ペラデニア大学歯学部口腔病理学留学。2002年、東京医科歯科大学歯学部大学院歯学研究科修了。2006年、東京医科歯科大学歯学部附属病院医員。2009年4月より現職。2007〜2009年度厚生労働科学研究費補助金「大規模災害時における歯科保健医療の健康危機管理体制の構築に関する研究」研究班研究代表者。東日本大震災後、宮城県女川町での歯科保健活動を継続している。

北原　稔（きたはら・みのる）
神奈川県小田原保健福祉事務所足柄上センター所長。歯学博士。1979年、東京医科歯科大学歯学部卒業。1994年、東京医科歯科大学歯学部大学院歯学研究科修了（予防歯科学）。1979年、国立公衆衛生院医学科修了。1979〜1997年、神奈川県（藤沢・茅ヶ崎・相模原・厚木）保健所歴任。1997〜2009年、神奈川県（秦野・藤沢・茅ヶ崎）保健福祉事務所保健福祉課長歴任。2009〜2016年、神奈川県厚木保健福祉事務所保健福祉部部長。2016年4月より現職。

繋ぐ

災害歯科保健医療対応への執念

2016年7月10日　第1版第1刷発行

著　　者　佐藤《さとう》 保《たもつ》／足立《あだち》 了平《りょうへい》／田中《たなか》 彰《あきら》
斎藤政二《さいとうまさじ》／中久木康一《なかくきこういち》／北原《きたはら》 稔《みのる》

発 行 人　北峯康充

発 行 所　クインテッセンス出版株式会社

東京都文京区本郷3丁目2番6号　〒113-0033

クイントハウスビル　電話(03)5842-2270(代表)

(03)5842-2272(営業部)

(03)5842-2279(編集部)

web page address　http://www.quint-j.co.jp/

印刷・製本　サン美術印刷株式会社

Printed in Japan　落丁本・乱丁本はお取り替えします

ISBN978-4-7812-0510-6　C3047　定価はカバーに表示してあります